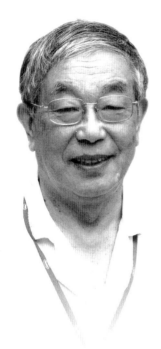

生命之桥

王鸿利教授从医执教50年文集

王学锋 项明洁 徐建新 主编

上海交通大学出版社
SHANGHAI JIAO TONG UNIVERSITY PRESS

内 容 提 要

　　本书是为庆祝上海交通大学医学院附属瑞金医院终身教授王鸿利从医执教 50 年而编写的纪念文集。王鸿利教授是我国医学检验教育的开创者之一，也是我国检验医学和临床血液学的著名专家。在血栓与止血基础和临床研究方面作出了卓越的贡献，成果丰硕，获奖众多；发表论文 600 余篇，主编著作 60 余本。本书围绕王鸿利教授 50 年的医疗、教学、科研、管理和人才培养等工作，有总结、有综述、有回忆、有感言，并附有王鸿利教授不同时期的大量照片和取得成就的证书照片，较为生动全面地帮助读者了解王鸿利教授"做人、做事、做学问，尽心、尽力、尽责任"的人生格言。也体现了王鸿利教授"设定梦想，描准目标，勤奋努力，追求卓越"的人生准则。还显示了王鸿利教授"我爱牛，我爱牛的温柔，我爱牛的执着，我更爱牛的奉献——吃的是草，献的是奶"的人生价值。

图书在版编目(CIP)数据

　　生命之桥：王鸿利教授从医执教 50 年文集/王学锋，
项明洁，徐建新主编.—上海：上海交通大学出版社，2012
　　ISBN 978 - 7 - 313 - 09010 - 2

　　Ⅰ.①生… Ⅱ.①王…②项…③徐… Ⅲ.①医学检验-文集 Ⅳ.①R446 - 53

　　中国版本图书馆 CIP 数据核字(2012)第 220105 号

生 命 之 桥

——王鸿利教授从医执教 50 年文集

王学锋　项明洁　徐建新　**主编**

上海交通大学出版社出版发行

(上海市番禺路 951 号　邮政编码 200030)

电话：64071208　出版人：韩建民

昆山市亭林印刷有限责任公司印刷　全国新华书店经销

开本：787mm×960mm　1/16　印张：13　插页：10　字数：189 千字

2012 年 10 月第 1 版　2012 年 10 月第 1 次印刷

印数：1～2 030

ISBN 978 - 7 - 313 - 09010 - 2/R　　定价：50.00 元

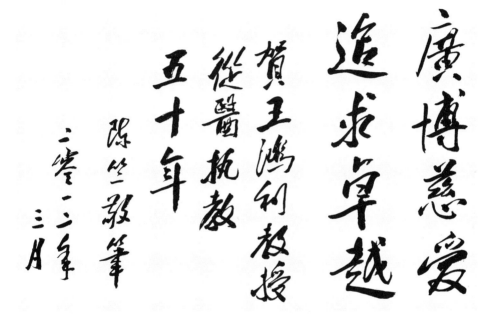

廣博慈愛
追求卓越
賀王鴻利教授
從醫執教
五十年

陳竺敬筆

二零一三年
三月

中华人民共和国卫生部部长、中国科学院院士陈竺贺词

热烈祝贺　王鸿利教授
从医50周年

硕果累々的
五十年

上海交大医学院终身教授
中国工程院资深院士

王振义
2012年6月

上海血液学研究所名誉所长、中国工程院院士王振义贺词

辛劳耕耘五十载，花开满园春常在

贺王鸿利教授从医执教50年

学生　陈赛娟

二〇一二年七月

上海血液学研究所所长、中国工程院院士陈赛娟贺词

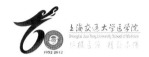

贺 信

　　上海交通大学医学院（原上海第二医科大学）建校 60 周年庆典的盛况还在眼前，我们又在这收获的金秋迎来了王鸿利教授从医执教 50 周年的庆祝日。在此，我们谨代表上海交通大学医学院全体师生医护员工向王鸿利教授致以热烈的祝贺和崇高的敬意！

　　王鸿利教授是我国著名的医学检验学家和医学检验教育家，中国医学检验学科的创始人之一。他曾担任上海第二医科大学检验系主任、附属瑞金医院副院长、检验科主任，为我国医学检验教育事业的创建和发展做出了重要的贡献。

　　从医 50 年来，王鸿利教授始终战斗在临床和科研工作的第一线，专注于血液学专业领域，在血栓与出血性疾病方面成绩卓著，是国内公认的检验与临床医学相结合的楷模。

　　执教 50 年来，王鸿利教授为检验医学教育的创立和发展倾尽全力，参与创办了原上海第二医科大学（现上海交通大学医学院）检验系，主编、编写了一系列检验学教材和专著，培养的医学检验学人才遍布全国各地。

　　在庆祝王鸿利教授从医执教 50 周年的日子里，我们祝贺他在医疗、教学、科研工作中取得的丰硕成就，感谢他为医学院检验医学学科发展、人才培养做出的突出贡献，同时也祝愿他身体健康，万事如意！

二〇一二年八月

地址：中国上海重庆南路227号 (200025)　　　　电话(Tel)：86-21-63846590
Add: 227 South Chongqing Road, Shanghai, P.R.China (200025)　　　　网址(http): www.shsmu.edu.cn

上海交通大学党委副书记、医学院党委书记孙大麟教授贺信

高在人品，富在学识，帅在处世

——祝贺敬爱的王迢老师刘志军从医从教50年

2012年10月10日

上海交通大学副校长、医学院院长陈国强教授贺词

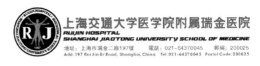

上海交通大学医学院附属瑞金医院
RUIJIN HOSPITAL
SHANGHAI JIAOTONG UNIVERSITY SCHOOL OF MEDICINE

地址：上海市瑞金二路197号　　电话：021-64370045　　邮编：200025
Add:197 Rui Jin Er Road, Shanghai, China　Tel:021-64370045　Postal Code:200025

贺　词

春秋迭易，岁月轮回。值此王鸿利教授从医执教五十周年，我们谨代表院行政、党委和全院职工，致以最热烈的祝贺和最诚挚的敬意！

王鸿利教授是我国著名的血液学和医学检验学教授。在 50 年的医学生涯中，您秉持勤勉严谨、一丝不苟的态度，潜心研究、攻坚克难，以血栓与止血检验和医学检验教育为重点，着力提升医学检验学科的影响力，多次获得国家和省部级的表彰，为上海市乃至全国的医学检验学事业的发展作出了重大的贡献，赢得了业界的尊重和敬仰。

王鸿利教授 50 年平凡的从医执教历程，展示了一位医学工作者的无私奉献和可贵的敬业精神。老骥伏枥，志在千里，时至今日，您依然积极投身医院工作，为医院的发展奉献着自己的力量。"广博慈爱、追求卓越"的院训在您的身上得到最宝贵的实践。

悬壶济世五十载，桃李芬芳满天下，王鸿利教授甘为人梯，培养出了一代又一代德才兼备的医学精英。您渊博的学术知识、严谨的治学态度，为我们树立了学习的榜样。在未来的岁月里，您的座右铭"做人、做事、做学问，尽心、尽力、尽责任"，将激励青年医学工作者淡泊名利、刻苦钻研、立足本职、爱岗敬业，勇攀医学科技高峰！

衷心祝愿王鸿利教授身体健康如意、工作生活美满！

院长　朱正纲

书记　严肃

二〇一二年七月

广博慈爱　追求卓越

上海交通大学医学院附属瑞金医院院长朱正纲教授、党委书记严肃教授贺词

敬贺王鸿利教授

五十年执教

桃李满园

五十年敬业

救死扶伤

李宏为

二〇一二年九月

上海交通大学医学院附属瑞金医院原院长、终身教授李宏为贺词

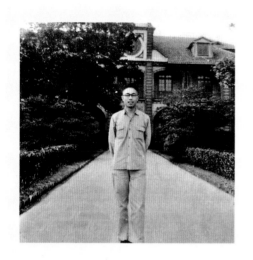

确立人生准则：

设定梦想
瞄准目标
勤奋努力
卓越奉献

树立人生格言：

——做人、做事、做学问
尽心、尽力、尽责任

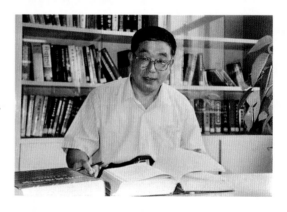

建立人生价值：

——我爱牛
我爱牛的温柔
我爱牛的执着
我更爱牛的奉献
——吃的是草，献的是奶

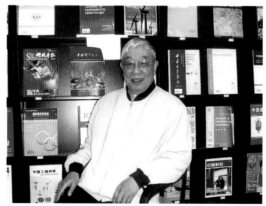

王鸿利的医学人生

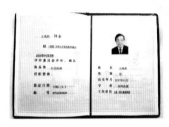 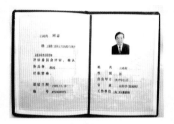 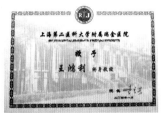

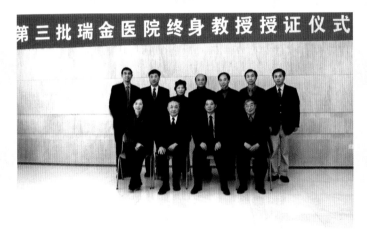

第三批瑞金医院终身教授与院领导合影（前排右一为王鸿利教授）

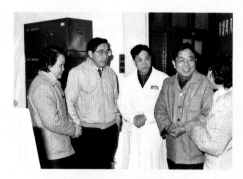

瑞金医院原主要负责同志合影
（右二为王鸿利副院长）

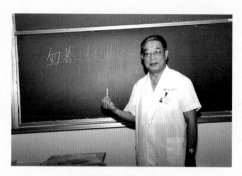

任瑞金临床医学院原副院长
兼医学检验系主任

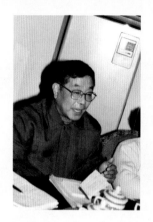

上海市医学检验重点实验室原主任

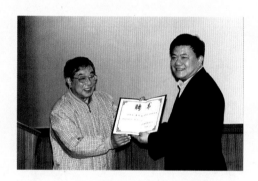

上海血液学研究所陈竺所长颁发聘书

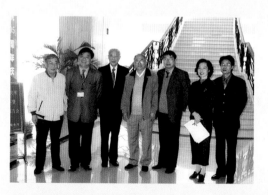

上海血液学研究所原领导班子(左一为王鸿利副所长)

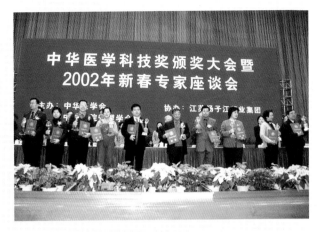

2002年获中华医学科技奖（右五为王鸿利教授）

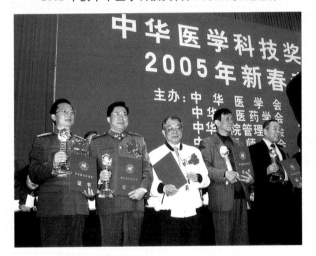

2005年获颁中华医学科技奖（左三为王鸿利教授）

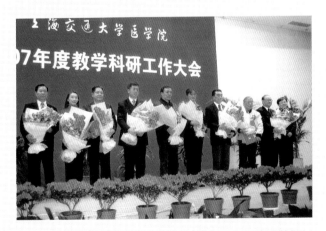

2007年获医学院教学科研先进表彰（右三为王鸿利教授）

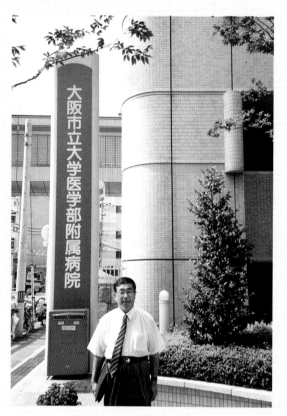

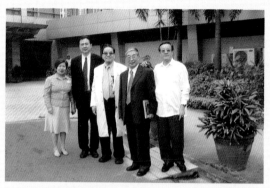

在菲律宾马尼拉医院参观(右二为王鸿利)

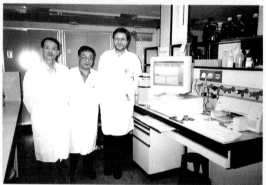

在日本大阪大学医院访问　　　　　在瑞士苏黎世大学医院实验室参观(右二为王鸿利)

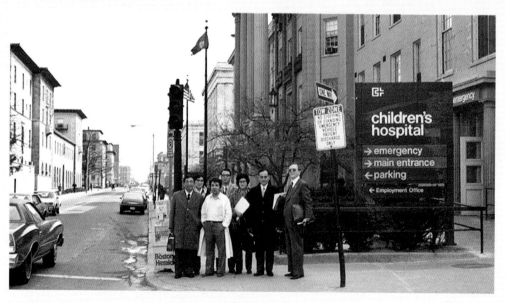

在美国波士顿儿童医院访问(左一为王鸿利)

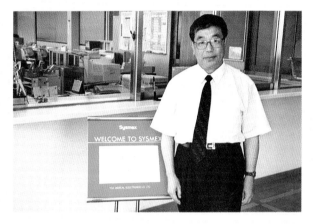

在日本神户访问

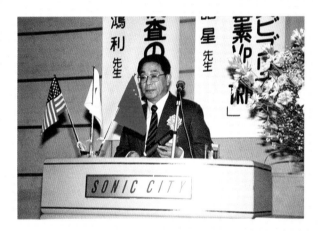

在日本大阪作学术报告

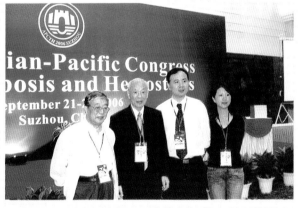

出席亚太地区血栓与止血学术会议(左一为王鸿利)

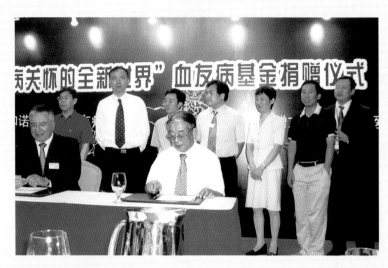

王鸿利参加血友病基金捐赠仪式

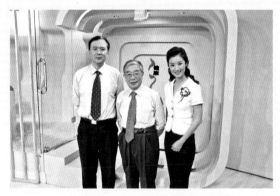

参加中央电视台"健康之路"节目录制
（左二为王鸿利）

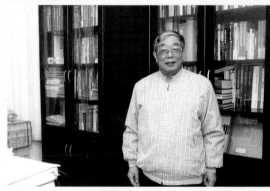

王鸿利和他的著作

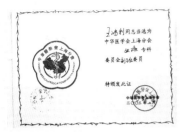
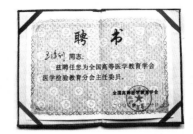
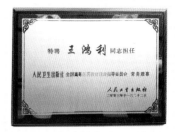
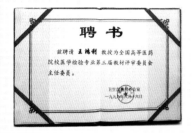
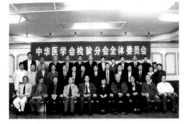
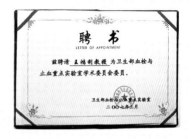
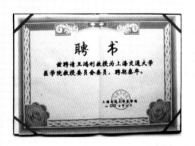
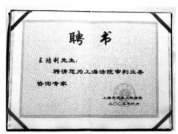
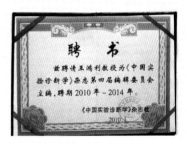
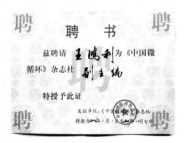
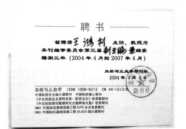
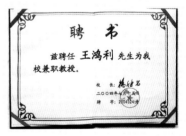
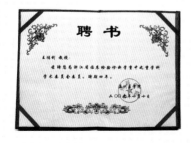
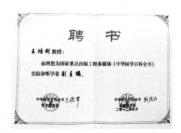

王鸿利担任的主要社会职务

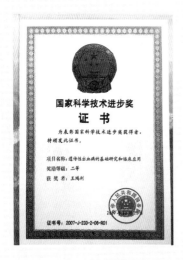
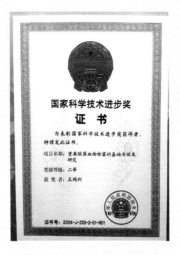
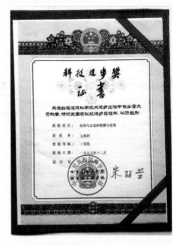
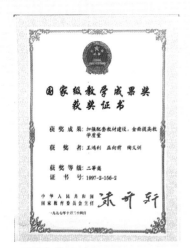
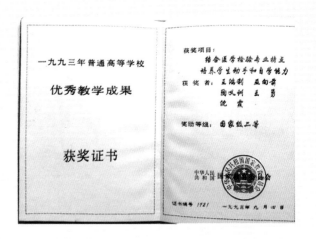

王鸿利部分科技进步奖和教学成果获奖证书

序

喜闻《生命之桥——王鸿利教授从医执教50年文集》一书面世,谨此致以崇高的敬意和诚挚的祝贺。

我与王鸿利教授相识于20世纪90年代,当时我在上海第二医科大学病理生理教研室攻读硕士学位,后来又在瑞金医院攻读博士学位。我与当时工作在上海血液学研究所血栓与止血研究室的王鸿利教授接触频繁,交流增多。在学术上和工作中,我们的许多观点和见识相近,互相沟通,互相信任,感情深厚,关系融洽,成为好朋友、好伙伴、好同志、好战友。

在这本《文集》的字里行间充满着浓浓的学术芬香,闪烁着朵朵耀眼的花絮。王鸿利教授热爱祖国、热爱人民、热爱医学事业。在50年的学术生涯中,他"设定梦想,瞄准目标,勤奋努力,卓越奉献"。医疗工作中,他医德高尚、医术精湛;教学工作中,他为人师表、教书育人;科研工作中,他刻苦钻研、拼搏进取;人才培养中,他要求严格、因材施教;管理工作中,他广博慈爱、贴心群众。由于王鸿利教授的海纳百川和顽强奋斗,他为我国医学检验和血栓与止血事业做出了显著的成绩和卓越的贡献。他曾获得20余项国家级、省部级奖励,获得多次全国优秀教师和上海教学名师称号,发表论文600多篇,主编著作60余部,赢得全国业界同道们的广泛赞誉和崇高敬意。

衷心期望王鸿利教授的"做人、做事、做学问,尽心、尽力、尽责任"的格言能得以广泛传承,衷心期望王鸿利教授勤奋努力、卓越奉献的精神能发扬光大,更加期待广大后人能为祖国、为人民、为医学事业作出更新、更大的贡献。

上海交通大学副校长、医学院院长

陈国强

2012 年 5 月

目　　录

绪　　语

　　1963 年我毕业于原上海第二医学院（现名上海交通大学医学院），至今已跨入从医执教的 50 个年头。值此之际，众位良师益友多次提出为我举行一次纪念活动：组织一次学术报告会，出版一本纪念册。对此，我深感不安，自觉受之有愧，然而师友们再三坚持，盛情难却，经过思考，最后还是接受了。

　　这本纪念册，名为《生命之桥——王鸿利教授从医执教 50 年文集》。包括：贺词（信）、部分（主要）证书和照片、绪语、自撰小传、个人年表、医疗工作、教学工作、科研工作、研究生培养、代表性论文和摘要、代表性综述和讲座、代表性教材和著作、代表性学术交流和学习班授课、奖励情况和荣誉称号、学术刊物和任职、他人对我的印象以及后语等内容。纪念册力求做到图文并茂，简要明确，基本上反映了我的人生格言"做人、做事、做学问，尽心、尽力、尽责任"；体现了我的人生准则："设定梦想，瞄准目标，勤奋努力，卓越奉献。"也显示了"我爱牛，我爱牛的温柔，我爱牛的执着，我更爱牛的奉献——吃的是草，献的是奶。"以此作为我从医执教 50 年的纪念，奉献给世人指正。

　　如果说，我在 50 年中取得了一点点微不足道的成绩，完全归功于各级领导的关心、培养；恩师王振义院士和徐福燕教授等的教诲、指导；上海瑞金医院、上海第二医科大学和上海血液学研究所为我提供了良好的医疗、教学和科研的工作平台；我们团队中邵慧珍、王学锋等教授和研究生们的帮助、支持；以及我本人的勤奋、努力；还有我的贤内助于春娥女士和全家人的关爱、理解和支持。在此深表感谢，表达我的感恩之心和谢恩之情。

　　最后，我怀着激动的心情，对这次纪念活动资助、策划、组织和实施的良师益友们以及上海交通大学医学院医学检验系校友分会的领导和朋友们致以崇高的敬意和衷心的感谢。

王鸿利

2012 年 5 月

自 撰 小 传

一、家 庭 背 景

1937年农历十月初一,我出生在山东省莱阳县一个偏僻的小山村。该村坐落于距烟台市约150公里的一座山丘上,全村西高东低,坑坑洼洼,村路崎岖。没有平原,没有河溪,到处是岩石,到处是杂草。村中约百十户人家,多数以种田糊口,少数靠外出打工谋生,当时百姓过着"糠菜半年粮"的苦难生活。

我的祖辈世世代代生活在这个小山村里。据说,我们家中无地,维持生计全靠外出打工。我的父亲王钟馥(1914~1973)是家中两代的独生子,由于生活所迫,他13岁独自远离家乡及其父母去烟台市一家商店当学徒。年纪虽小,但他深刻领悟到这个"饭碗"来之不易,深知自己的辛劳与全家人的生命息息相关。他为人忠厚老实,任劳任怨,从不与人计较,他干活勤恳踏实,吃苦耐劳，从不叫苦叫累。他白天辛勤操劳，晚上埋头自学。坚持数年后，练出一手好字，并擅长珠算技能，因此得到老板的赏识和信任，叫他当"账房先生"。1947年，老板来上海办厂，邀他同往。

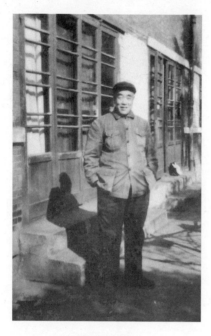

王鸿利的父亲

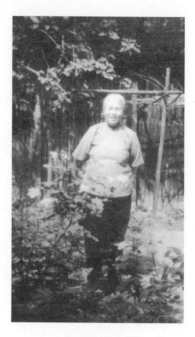

王鸿利的母亲

我的母亲徐玉敏（1912～1992），17岁时由于她的父母被贫穷所迫，"闯关东"去了东三省，她即出嫁来到王家。母亲是一名典型的旧时农村妇女，裹过小脚，不识字，一心一意地在家中操劳家务，孝敬长辈，生儿育女，抚养后代。母亲是勤俭持家的能手，在那种家庭背景和生活条件下，她不得不想方设法从"穿"的方面节俭：自己纺线，自己织布，自己缝补，过着苦难的日子；从"吃"的方面：地瓜叶、山芋干是全家终年的主食，过着吃了上顿无下顿的艰苦生活。1949年，生活迫使她带着我们兄弟姐妹来上海定居。

我的长兄王顺利（1932～　），15岁时，他无奈放弃了继续求学的愿望，随父亲进烟台市一家工厂当学徒，走父亲的老路传承父亲的衣钵。他为人正直老实，学习刻苦认真，工作勤奋努力，待人真诚和谐，从不与人争执。他用自己微薄的工资辅佐父母支撑这个家,资助弟妹上学,为弟妹买文具、添衣衫。他至今在兄弟姐妹中威望最高,有事大家都愿与大哥商量,他为弟妹起到了带头和示范作用,因此备受尊敬。其他兄弟、姐妹都是普通的工人,有的在"文革"中上山下乡,失去读书深造的机会。成家后各自独立生活,彼此之间互相关爱,和谐相处,有事相互支持帮助,没有摩擦,没有纠纷,此是后话。

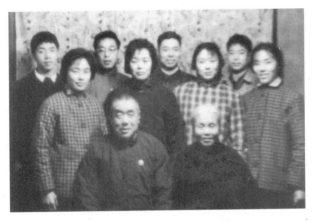

王鸿利(后排左二)与父母兄弟姐妹合影

来上海后,全家团聚,生活趋于稳定。家庭经济来源全靠父、兄两人的工资收入。随着岁月的延续,家庭人口增至 10 人,除长兄外,其他 7 个弟妹先后上学读书,生活仍然清贫,只能说过得去,不能说过得好,但是全家人都能吃饱肚子,逢年过节也能吃点荤,但远远不能满足每个人的需求。

父母是我们的第一老师,父母的品行为我们树立了榜样,影响着我们的一生。从父母身上,我学到了做人要忠厚老实,做事要勤奋努力,读书要刻苦认真,生活要艰苦朴素。我不贪玩,不调皮,不偷懒,不打架,在家多帮母亲分担点家务事,在外多与同学和谐相处。所以,我的学习成绩在班级中总是名列前茅,在老师的眼里我是个欠活泼、不淘气、守纪律的好学生。

二、学生时代

小学（1945～1952）

1945～1947年，我在原籍念完小学一、二年级，1948年由于家庭的变迁停学一年。1949～1952年就读于上海市静安区第二中心小学，加入中国少年先锋队，担任大队长，曾两次荣获该校"优秀儿女"奖章。

中学（1952～1958）

1952年，我念完小学五年级，以同等学历考取上海市五四中学初中部，1955年由于品学兼优直升该校高中部。加入中国共产主义青年团，曾任该校团委委员兼任班级团支部书记、班长等职，也多次受到学校和老师的表彰。

1955年春天，我正值初中毕业前夕。有的同学决定弃学就业，有的同学准备报考中专，多数同学决定继续读高中。我何去何从？说实在话，我喜欢

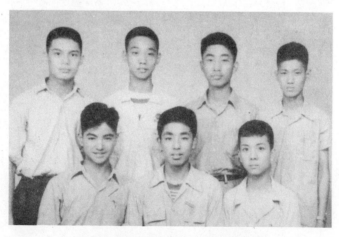

初中时王鸿利（前排左二）与同学合影

读书,要求上进,很想读高中。但是,我也想到家庭的条件和弟妹的成长。我做了两种打算:一是找份工作走向社会,不仅可以自己养活自己,还可以支持家庭;二是报考中专,缩短"出道"的时间,也是减轻父母负担和帮助弟妹读书的办法。经过再三考虑,我对父母提出我的想法。父亲坦言:"只要你们能读上去,我尽力支持你们完成学业。"同时,班主任赵培德老师也指出:"你不要读中专,更不能弃学,你应该读高中,为考大学奠定基础。"初中毕业时,学校宣布我直升高中,这样实现了我继续读书的愿望。现在回想起来,这是我人生道路上的一个重要转折,也是一个正确的选择。

高中期间有一天,老师带我们去佘山春游,见到的都是绿叶黄花的油菜地,田边还有蚕豆花,仔细观察后,我感到纳闷:为什么油菜是绿叶黄花而蚕豆是绿叶双色花?继而想到,母猪一胎生下8只幼崽,为什么其中有雌性,又有雄性?又有一次,生物课邬启诚老师给我一张入场券,叫我去聆听复旦大学教授的"达尔文进化论",才知长颈鹿是由于伸长脖子去吃灌木丛顶端的嫩枝叶,需要细长的四肢支撑身体,千万年后变成现在的细腿、长颈的体形;人类是由猿猴经过千万年进化而来,这些均符合达尔文的进化论。当时,我在想现代的长颈鹿还在进化吗?现代的猿猴还会变人吗?由此我对生物学产生了好感和兴趣。

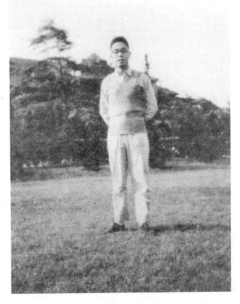

"生、老、病、死"是人生不可违抗的规律,其中的奥秘是什么?换句话说,人体是怎么形成的?人为什么会生长、发育?人为什么会衰老、死亡?这绝不是一个单纯的生物学、遗传学等问题,还涉及环境学、社会学等方面,当然也与医学科学息息相关。这

高中时的王鸿利

一系列的"为什么"该如何去解释、去认识？年少无知的我对这些人类学、遗传学和医学又产生了浓厚地兴趣，吸引着我去努力解密。有兴趣才有钻劲，才有动力。高中毕业后，我带着对医学的憧憬和兴趣，在征得父母的同意和老师的推荐下，决定报考医学院，攻读医学，为解除上述疑问和为人类的健康事业奋斗一辈子。

大学（1958～1963）

（一）立志做个好医生

1958年，我以第一志愿考取上海第二医学院，做"医生"是我的愿望和梦想。我懂得立志要做个好医生，就必须打下扎实的医学基础，我决心学好每门功课。现在回想起来，所学的课程大致可分为：① 基础医学课：以形态学科为主的如人体解剖学（包括局部解剖学）、组织学（包括胚胎学）和人体病理学等；以功能学科为主的如人体生理学、生物化学和病理生理学等。② 临床医学课：如诊断学、内科学、外科学、妇产科学和儿科学等。在学习实践中，我有兴趣，有动力，有钻劲，我的学习方法和体会是：

① 纵向学习每门课程：随着老师授课的次序，上课集中精力听讲，做好笔记，课后利用一切可以利用的时间阅读教科书、参考书。必要时将病因学或发病机制自绘成图，将相似而又有区别的内容自列成表，帮助理解和记忆。② 将形态学科和功能学科联系学习：由解剖学、组织学、病理学与生理学、生物化学、病理生理学联系学习，形成一个从组织结构到组织功能完整的体系，打破学科间的人为分隔，更符合人体的

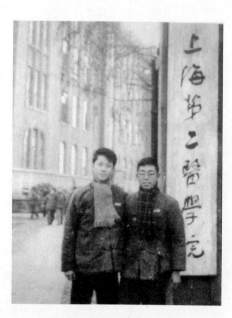

进大学时的王鸿利（右）

生理过程。③ 将临床课程中的症状/体征、病史/检查、诊断/治疗,与基础课程中的病原/病理、生理/生化、代谢/药理相结合,形成一个临床联系基础,理论联系实践的学习方法。

利用上述学习方法,在大学期间所学的 34 门课程中,除 2 门课程为"4分"外,余均为"5分"的优秀成绩。

(二) 战胜自然灾害

大学期间,我国发生了"三年自然灾害"(1960～1962)。当时口粮、副食品和日用品匮乏,样样东西都要凭票供给,例如粮票、布票、油票、肉票、蛋票、火柴票、点心票……每月男生定粮 28 市斤,女生 25 市斤,半斤油,半斤肉……虽然学校领导也采取停止体育锻炼、提前熄灯时间、"炒米蒸饭"、"菜皮清汤"等措施,说实在话仍吃不饱肚子。1960 年 9 月,学校派我们大班一百多名同学参加"开发崇明岛,向荒滩要粮"的自救活动,开发"上海市高教农场"。我班的任务是筑路和运输。年轻体壮的男同学,四人一辆大板车,两人在前拉,两人在后推,负责从崇明岛港口到高教农场的运输工作,运输全农场

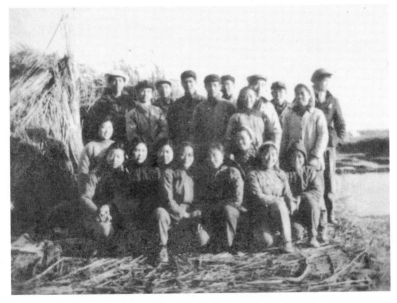

1960 年,王鸿利(后排右二)与同学们开垦崇明高教农场合影

开发所需物资和米粮,每天往返约40~50公里。而全部女同学和部分体型矮小的男同学,则站在水深过膝的芦苇塘里,前面用镰刀割除芦苇,后面用铁铲挖出泥块,一层芦苇、一层泥块,筑成宽约两米、深约一米的道路,便于行走和过车。我们住在用芦苇秆搭起的"列宁式"的芦苇棚里,吃在用帐篷搭起的"大食堂"内。虽然工作劳累、生活艰苦,但同学们坚决响应党的号召,干劲十足,相互关心,相互爱护,战天斗地,其乐融融,我们向荒滩要粮共计40天。

当时,我以坚定的信念,相信党、相信国家能领导全国人民渡过这一暂时的困难,与党同心同德,与民共度患难。我自愿每月再节省1斤粮票、1两油票、1两肉票、1个蛋票,咬紧牙关,缩紧裤带,坚持学习,坚定地走出困境。1963年后,情况逐年好转,我更加坚信党的伟大、正确。此时,我加入了伟大、光荣、正确的中国共产党。

(三) 学习雷锋好榜样

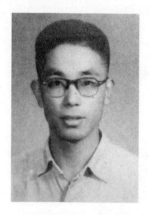

大学毕业时的王鸿利

1963年3月5日,毛主席发出"向雷锋同志学习"的伟大号召,全国上下掀起轰轰烈烈学习雷锋好榜样、全心全意为人民服务的热潮。当时,我们正在临床实习,直接接触病人,直接为病人服务。我们联系实际,联系现状,从我做起,从现在做起,以雷锋为榜样,深入病房,深入生活,为缺少家属照顾的年老病人和术后病人服务,帮助他们洗头、理发、洗脚、剪指(趾)甲、擦身、拍背、按摩等;同时也做些心理疏导工作,解决他们的忧患、困难,还为他们解说病情和指导康复等,深受病人欢迎。从这次学习雷锋的热潮中,我深深体会到,"医生"不仅要学会医学技术,更重要的要学会为病人服务,对病人要有深情厚谊;同时,对自己要有严格要求,把方便让给病人,把困难留给自己,做一名深受病人欢迎的好医生。我以实际行动践行了"雷锋精神",由此被评为"上海市学习雷锋积极分子"和"三好"学生,接受过记者的采访,上过广播电台,事迹刊登于《文汇报》。

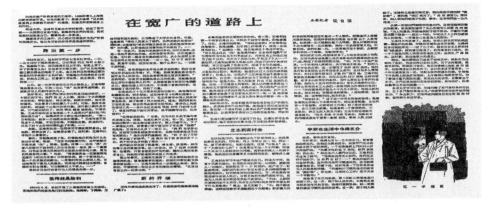

《在宽广的道路上》：1963年《文汇报》对于青年王鸿利的报道

(四) 一颗红心,两种准备

毕业前夕,每个同学都在思考毕业后的去向和前程,我也不例外。我想到的是党和人民培养了我,母校和老师教导了我,使我由一个无知的孩童,成长为一名有一定专长的医生,我应该报效祖国,报效人民,报效社会。怀着一种感恩的理念,我明确表态,做好"一颗红心,两种准备":首先坚决无条件地

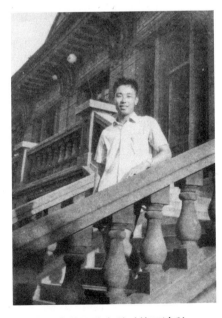

广慈医院内科时的王鸿利

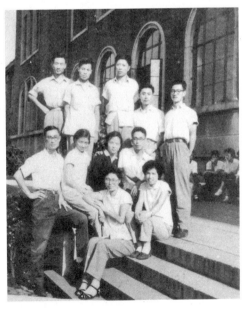

大学毕业时王鸿利(中排右一)与同学合影

服从国家的挑选，服从统一分配，到祖国最需要的地方去，党指向哪里就奔向哪里；其次，我也想留在上海，留在条件好的大医院工作。最后，我被分配到上海第二医学院附属广慈医院（现名上海交通大学医学院附属瑞金医院）内科工作。

三、建立家庭

大学期间，我决心不谈恋爱，为的是集中精力读书；工作后虽有恋爱的念头，但是由于种种原因也都放弃了。直到 1968 年，我看中了与我工作多年的于春娥护士。她为人忠厚，待人诚恳；实事求是，毫无虚心；做事认真，工作负责；不怕艰苦，不怕挫折；不谋私利，关心别人。特别是她能牺牲自己，支持我的事业发展。1969 年我们结婚了，没有举行结婚仪式。在一间 8.3 平方米的小屋内，放上"四大件"：一张双人床、一个五斗橱、一张桌子

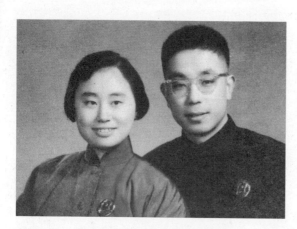

王鸿利与妻子于春娥的结婚照

和四把椅子。没戴婚戒，没披婚纱，没坐婚车，没办婚宴。婚后两人的月工资不到 100 元，除每月孝敬双方父母各 5 元和我买书、订杂志花费 5 元外。生活虽然不宽裕，但由于我俩精打细算，从不乱花一分钱，月月都是算着花，而不是花了算。我们夫妻俩互相关爱、相互支持，日子过得有滋有味。

1971 年和 1974 年，两个儿子先后出生，我们的工资没有增加，因此生活更感拮据。自孩子满月后即送到医院开设的托儿所或幼儿园，早上随我们上

班送进，晚上随我们下班接回。尤其是在我们晚间开会、做中班、做晚班时，或是在孩子发烧、腹泻、生病时，我们无法按时接回，让他哭闹，嘴里喊着"我要妈妈，我要爸爸，我要回家"。人心都是肉长的，看到这种情况，我们心酸，我们心疼，我们内疚，我们对不起孩子。然而这就是现实，这就是生活，无法改变。随着孩子的长大，我们给他们各自一把门钥匙，挂在脖子上，关照他们回家开门，离家关门，锅里有剩饭，壶里有冷水，饿了让他们自理。每天晚上，他俩各自站在窗前凳子上，眼睛盯着窗外，见到我们回家的身影，连忙争着开门，迎接我们回家忙碌晚饭。晚饭后，为孩子洗漱，孩子睡着后我开始看书、写作，天天忙到深更半夜，从不间断，坚持数十年之久。

1981年的一天，我的第二个儿子突感阵阵肚子痛，不发烧，无稀便，无皮疹，反复发作。我们多次就诊儿内科、儿外科，服用解痉药略有缓解；一周后，在洗脚时发现他的小腿皮下有出血点，联想到是以腹痛为首发症状的"过敏性紫癜"。我深知该病的前因后果和严重性、危害性，连续检查尿液和肾功能。从此，每周六下午拿半天休息背着孩子乘公交车，辗转于上海儿童医院和龙华医院，采用中西医结合治疗，风雨无阻，三个月后仍不见效，且尿液和肾功能出现异常。我们心中焦虑，无计可施，走投无路。我亲身体会到一个父母对患病子女的痛爱心情和一个家属的就医辛苦。后来在我院董德长老师的指导下，采用了激素和雷公藤治疗，三个月后病情有所好转。治疗期间，我们让孩子一人在家休息和玩耍，早晨我们上班他还未醒，床边放一个饼干盒和一杯冷开水；中饭后叫他午睡休息，晚饭后煎雷公藤水剂，天天如此，坚持两年之久，疾病全愈。

四、教育孩子

对于孩子的教育，做父母的有义务、有责任。我们不仅要关心他们的成长,而且更重要的是关心对他们的教育。父母是孩子的第一位老师,父母的一言一行孩子都看在眼里,记在心上,我们要站得正,立得稳,为孩子树立好榜样,给孩子留下好印象,这也是一种对孩子和对社会负责的义务。

平时对孩子的教育要从生活中的点点滴滴的小事着手。一次,大儿子上课讲话,与同学争吵,影响课堂秩序,老师在家访时提到这件事。我们没有责备他,也没有怒斥他,而是对他晓之以理,分析上课讲话、争吵的危害性和造成的不好影响,还要他写一张"保证书"贴在墙上,他写道:"上课讲话,我错了,我改正。"天天上学前念一念,提醒他上课要专心听讲,不再讲话。

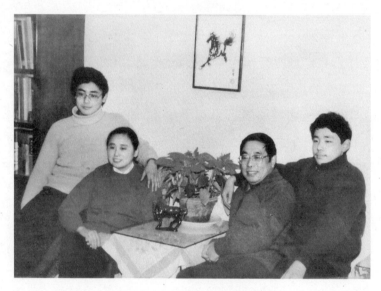

王鸿利夫妇与两个儿子合影

遗憾的是1989~1992年间,由于我先后两次患急性心肌梗死和做冠脉搭桥手术而住院,由于体外循环又染上了急性丙型肝炎,生命垂危,经过传染病科王尝煌、沈弼和、陆志檬等老师的全力抢救方死里逃生。俩孩子基本上"独立生活",三餐吃食堂,夜间自己睡,哥哥照顾弟弟,兄弟俩"相依为命",缺乏父母的陪伴和关爱。妻子于春娥更是忙里忙外,十分辛苦,她风里来雨里去,白天忙于工作,晚上陪我住院,还要抽空照顾两个孩子,为他们烧饭、洗衣,做好家务事。这段生活经历,使我们无法精心教育孩子,关心孩子,虽然对不起他们，但也无奈，我想他们是会理解的。

对于孙子，教育的责任自然落到他的父母身上，但是我们也有不可推脱的义务。俗话说"隔代亲"，我们也深有体会。随着社会的发展，国家的富强，人民生活的改善，孙子比儿子幸福得多，他赶上了好时代。一方面家庭经济条件和居住条件都有改善，另一方面孙子出生后正值他奶奶已退休，可在家中全面照顾，白天照顾他的吃、喝、拉、撒，夜间孙子与奶奶睡床上，爷爷睡在地板上，虽然为他忙碌、辛苦，但也充满天伦之乐。

2008年5月12日，汶川发生大地震，全国人民热烈响应党中央和国务院的号召，众志成城地投入抢险救灾的洪流。我将1997年获国家科技进步奖二等奖的全部奖金作为特殊党费上交。正在上幼儿园大班的孙子，见到家人和老师捐款救灾，他也将自己的压岁钱和平时家中卖废品的钱投入到捐款箱。我们支持他、表扬他，在他幼小的心灵中播下爱国、爱民、爱社会的种子。孙子喜欢下围棋、看科学教育频道的电视节目和学做"机器人"，我们送他到少年宫围棋班，在功课做完后同意他看科教频道电视，多次参观上海科技馆和海洋世界，还两次去北京、西安参加"机器人"比赛，我们不求名次，但要培养他热爱自然科学的兴趣和爱好。

当年对儿子、如今对孙子，我们天天关照，反复叮嘱，定下规矩：上学和回家的路上，不要贪玩。遵守交通规则，过马路走横道线，注意车辆，注意安全，有困难找警察叔叔帮助。放学回家后先做功课，做完功课再玩，不许单独上马路，不许单独出远门，每天我们都要检查功课。平时养成劳动习惯，自己能做的事自己做，自己洗脸、洗脚，自己洗手帕、洗袜子；帮助妈妈洗碗、洗菜。小朋友之间，要互相照顾，互相爱护，不要争吵，不要打架。对老师、对长辈要有礼貌，听老师

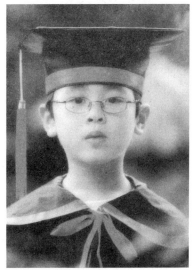

王鸿利的孙子王翊城

的话,听长辈的话。他们都很争气,没有闯祸。

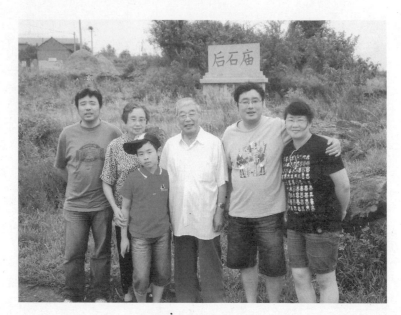

王鸿利(中)全家合影

对孩子的期望,我们不求高官厚禄,不求荣华富贵,只求做一个遵纪守法的普通百姓,做一个对国家、对人民、对社会有用的人。教育子孙后代要堂堂正正做人,有人格魅力;要认认真真学习,有梦想追求;要踏踏实实工作,有求是精神;要健健康康生活,有快乐伴随。

五、治病救人

1963年毕业后,我被分配到广慈医院内科任"助理住院医生"并兼任内科团支部书记。按医院培养计划,我先后在大内科所属各亚专业以及与内科关系密切的辅助科室进行轮转学习一年,由此打下了较为扎实的内科学基础。这是我人生的又一重大转折和机遇,我必须抓住这一机遇,实现"做一名好医生"的梦想和愿望。

什么是好医生？似乎没有确切的定义，但我认为有两点是至关重要的：首先是"医德"。"医德"就是把病人当亲人，想病人所想，急病人所急，痛病人所痛，为病人谋利益，实现革命的人道主义精神。其次是"医术"。"医术"就是利用现代医学理念和技术，不断更新知识，不断积累经验，跟得上社会和医学发展的主流，用当今最佳的手段解除病人痛苦，挽救病人生命。在长年的实际工作中，我是这样想的，更是这样做的。

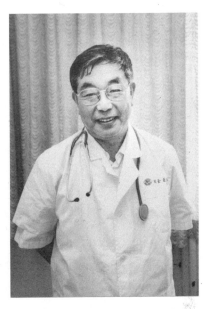

医疗工作中的王鸿利

（一）多做好学

当年在我分管的 10 张床位中，我把病人当亲人、当老师，仔细询问病史，详细地进行体格检查，亲自动手做"三大常规"；需作心电图、胸透、钡剂胃肠摄片和超声波的病人，我都亲自陪其前往，一方面我向检查医师汇报病人的临床病情，另一方面我也向检查医生学习，首先掌握第一手资料，为病人的诊治及时的提供依据。此外，我向眼科会诊医生学习，学会了眼底检查；向外科会诊医生学习，学会了静脉切开输液；向耳鼻喉会诊医生学习，学会了气管切开；向会诊的中医师学习，学会了简单的辩证论治；向护士学习，学会了补液、输血……我多做好学、真学实干的精神受到病人和上级医生的好评，同时也提高了我的临床水平和实践经验，一切为病人着想。

（二）深情厚谊

1966 下半年，为响应毛主席"把医疗卫生工作的重点放到农村去"的伟大号召，我被派往松江县城西公社金星大队巡回医疗，与农民同吃、同住、同劳动，接受贫下中农的再教育。我所住的一户姓钱的贫农家中，独生子（时年19 岁）患浮肿、少尿，贫血半年，卧床不起。由于家中经济困难，生活拮据，没

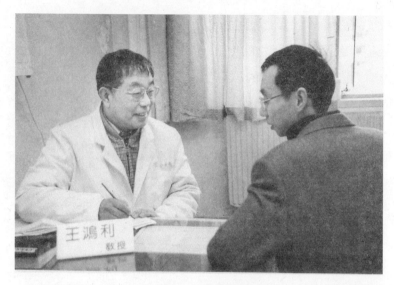

王鸿利（左）在看门诊

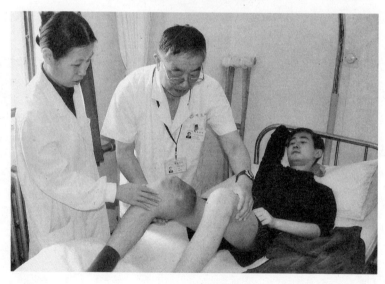

王鸿利（中）在查房

钱看病。他心情焦虑，情绪低落，他父母担心，日夜发愁。我与他同住一屋，承担起为他治病的责任。首先调整饮食，增加必要的蛋白质摄入，捕点小鱼，买点猪骨头煮汤，补充几个鸡蛋；再服用激素加上中草药利尿剂。两周后浮肿逐渐消退。我返上海休息，多次用我的钱为他化验尿常规和肾功能，结果渐转为正常。他高兴，他的全家更是欣喜万分，我也为之兴奋。通过坚持巩固治疗一年，他基本恢复了健康，至今我们的情谊深厚。4年后，他结婚生了一男一女，并担任公社副社长。现在他女儿在外资企业工作，儿子警校毕业当上警察，子孙满堂，生活美满，他们全家都对我感激万分。

（三）负责到底

转眼到了1989年的4月，在我的门诊中，有一名男青年主诉"发热、面色苍白、皮下出血两周"。经检查，患者体温波动于38～39℃，口腔见血疱，双颈、腋下淋巴结肿大，下肢皮肤有紫癜。血常规呈全血细胞减低，血涂片未见异常血细胞，临床上高度怀疑"急性白血病"，急待骨髓检查，暂留急诊室观察。就在等待骨髓报告时，我突发急性心肌梗死，住进内科监护室。此时，我还在念念不忘那位急待诊治的病人，他需要医生的帮助，需要及早明确诊断以便及时治疗。于是，我委托同事去急诊室观察病情，去细胞室观察骨髓象，后证实是急性早幼粒细胞白血病，他被收入病房后我才放心。将心比心，我患重病固然需要抢救治疗；该病人同样也患重病，也需抢救治疗，不能因为我生病了，就不管病人了，所以我要竭尽全力为他创造条件，帮助他住进医院及早治疗并负责到底。

（四）合作攻坚

1992年，我接诊了一位从天津来院的20岁血友病甲患者。据介绍，他2岁时突然右眼胀痛，随哭闹疼痛逐日加剧，当地诊断为血友病甲并发右眼内出血，经输注抗血友病球蛋白和新鲜血浆，疼痛逐日缓解。在此后的多年中，又反复发作多次。病人曾到天津、北京、沈阳多家大医院求治，医生一听是血友病，都说无能为力，经人介绍来我院求治。"不看不知道，一看吓一跳。"在诊视该病人时，我发现患者右眼球的组织变黑、菜花状、外突，轻轻挤压坏死组织，缝隙中流出阵阵恶臭、黏稠样暗黑色的液体，眼睛早已经完全失明。

接诊后，我思想斗争剧烈。一方面要为病人和家属想一想，患者忍受长达18年的痛苦，失去了幸福快乐的童年，失去了朝气蓬勃的青春，失去了读书和就业的机会。若不摘除坏死的眼球，还存在着继续复发和恶化的可能，还存在着颅底溃破、颅内感染和脓毒血症的高度危险,甚至会断送生命。另一方面,血友病患者手术风险极大,医生的责任重如泰山,决不能有半点闪失。我决定向医院领导汇报,向病人和家属反复解释,建议医院组织眼科、神经外科、口腔科、耳鼻喉科、麻醉科、血液科、检验科、药剂科和整形科进行大会诊。在时任医务处俞卓伟处长的领导和组织下,连续会诊3次,达成摘除眼球、修复眼眶和植皮的共识,制订了周密的治疗方案,并作出了明确的分工。检验科、血液科负责围手术期的实验检测和凝血因子Ⅷ浓缩剂的应用,解决围手术期的出血问题;眼科负责摘除眼球;神经外科、口腔科和耳鼻喉科负责眼眶四周骨板的修复;整形科负责皮瓣移植和植皮等。手术那天,在俞卓伟处长的协调下,全体参加者通过4个多小时紧张而精细的操作,终于安全、成功地完成了手术。术后,我们严密观察,确保无出血、无感染,确保移植皮瓣的存活。创面愈合后,患者装上了义眼,高高兴兴地出院。该例手术的成功,我深深体会到,只要医师敢于负责任,敢于冒风险,制定出周密科学的手术方案,术前与病人和家属有良好的沟通,反复说明疾病的危害性和严重性,手术的风险和难以预料的并发症,在得到他们充分的理解和支持后,经过医患双方合作攻坚的共同努力,增加了手术成功的把握和信心。

(五) 冒风险救生命

1998年深冬,在一个风雪交加的周日凌晨,受医院的委派,为了拯救一个素不相识的生命,我和王学锋教授登上汽车直奔宁波市紧急会诊。一路上,尽管风急雪骤,道路湿滑,险象环生,但我们并没有考虑自己的安全而让驾驶员减速,心中只有一个念头:尽快诊视病人。因此汽车一路飞驰。三小时后抵达了宁波市妇幼保健院,我们没有休息,没有喝水,直奔病房。

见到病人侯某,男性,17岁,自幼患血友病甲(其胞弟也患同样疾病)。近2周来,左膝关节肿痛,卧床不能行走。并伴反复高烧、寒战和左膝关节周边皮肤呈暗紫褐色,患者蜷曲卧床,神智时清非清,高热39.6℃,血压98/68 mmHg,尿量减少,不思饮食,血培养见"金葡菌"生长,病情极度危重。建议充分补液、输血,增强抗生素治疗,以维持生命,同时建议转上海瑞金医院。当天下午我们即返回医院向院领导汇报,并联系骨科杨庆铭主任,请他们准备接受病人来院作进一步治疗。

第二天上午,病人住进我院骨科病房,虽然经过必要的检查和积极地抢救,发现病人左下肢已坏死,无法挽回,经过家属充分理解和完全同意,拟做截肢手术以保存生命;治疗后,患者病情稳定,但是检验报告提示患者体内产生因子Ⅷ抗体,且滴度高达 32 个单位,于是我们又紧急采取措施,尽快降低抗体的滴度。最后手术进行得非常顺利,病人的生命也终于保存,遗憾的是失去了一条腿。

该例病人给我的告诫是,血友病患者施行外科手术治疗,本身就存在着高度风险,况且病人又处于败血症和高滴度抗体极端危险期。医生与家属必须密切沟通、果断权衡生命与风险之间的利弊关系。为了拯救生命,医生要敢于冒险,敢于负责任,务必与家属密切配合有望取得奇迹。1999 年春节,病人出院前为了答谢"救命之恩",送我一"红包",被谢绝;后又送我一些宁波水产品,我无法谢绝,于是我付给家属比市价更多的钱款。我从不收取病人

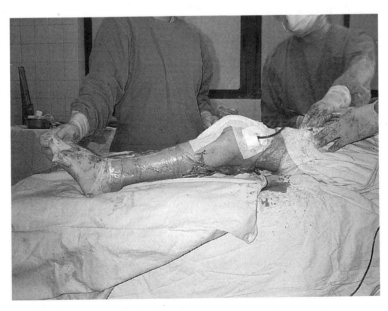

血友病患者膝关节置换术

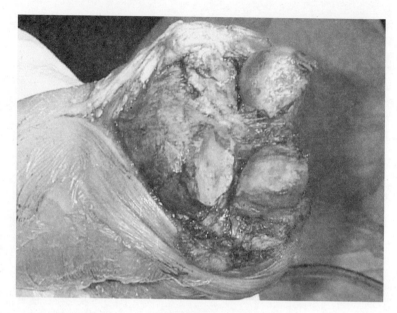

血友病患者手术

的"礼物",更不敢收取病人的"红包"。我是个医生,医生的天职是治病救人,为病人服务是我应该做的,无须任何答谢。

(六) 为病人着想

在血友病病人手术时,作为医生,不仅要考虑病人的安危,还要考虑治疗的效果;不仅要考虑为病人解除痛苦,还要考虑为病人节省开销,总之要站在病人的一方,千方百计为病人着想,并与病人和家属反复沟通,得到病人和家属的充分理解和支持。

血友病病人手术,输注针对性强的血液制品以达到快速有效的止血效果是必不可少的治疗措施之一,但血制品价格昂贵,必须精心计算所用剂量。在几十年的临床实践中,我们创建了以即时检测因子Ⅷ/Ⅸ活性(FⅧ:C/FⅨ:C)的水平为依据,决定使用血制品剂量的方法。例如对血友病关节置换术和假肿瘤切除术,于术前 12 小时、手术日和术后 3 天内,使患者的 FⅧ:C/FⅨ:C 水平提高到 $50\%\sim60\%$;术后第 $4\sim6$ 日,使其提高到 $40\%\sim50\%$;术后第 $7\sim9$ 天,使其提高到 $30\%\sim40\%$;基本上可以达到止血的要求,且又可以节省血制品用量的 1/3～1/2，也节省了开销。此外，在手术过程中，必须更加严密地止血；若病人伴有其他关节畸形、胆结石、包皮过长、拔牙等，只要有手术指证，病人条件允许，也可在病人和家属同意的前提下，一并做手术治疗，免除再次手术的痛苦和开销。

六、教 书 育 人

我工作于医科大学附属医院，治病救人是我的医疗工作，教书育人是我的教学工作，尤其是我还承担医学检验系系主任和硕（博）士研究生导师的职务。我必须负责任地、出色地完成国家和学校交给我教书育人的神圣职责。

（一）艰苦创业

长期以来，我国的医学（西医）落后于发达国家，医学检验又落后于临床医学，突出表现在医学检验专业的设施简陋和人才匮乏。不少医院的检验科仅有几台陈旧的显微镜、水温箱和反复使用的试管、玻片；绝大多数的技术员没有学历或仅有中专学历，更没有高等学历的技术人才。

20 世纪 80 年代后，随着国家改革开放的进展，给我国的医学事业和医学检验带来了难得的发展机遇。作为在基层单位工作的医学检验人员，我们紧紧抓住这百年难得的机遇，通过回顾过去，展示现代，与国外比较和发展的需

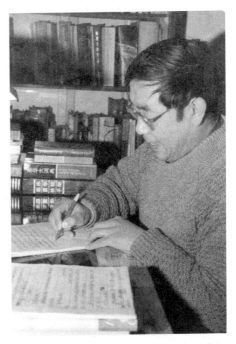

王鸿利在认真备课

要，一次再次地打报告向国家主管部门阐明创办我国医学检验专业的必要性和重要性。1983年，经国家批准上海第二医科大学被列为我国首批创办医学检验专业的高等医学院校之一。我是创办医学检验专业的积极倡导者和坚决支持者，在学校的领导下，我积极投入了筹备工作，边筹备，边开课，边完善，边发展。当时的条件十分简陋，经费十分困难，处处有难题，步步有难关。当时，我在瑞金医院任副院长兼检验科主任，做了大量调剂工作，在瑞金医院肺科二层小楼的屋顶平台上搭建临时简易的教室，在六舍病房大楼的地下室开设学生的实验室。显微镜、水温箱、培养皿、比色计、试管、玻片等基本实验器材都由学校的基础医学部和瑞金医院调拨。教师由基础部、瑞金医院调任或由其他单位聘任。教材由教师自行编写、自行蜡印……尽管条件不够完善，全系工作人员，不管是主任、教师，还是技术员、工勤人员等，大家以"工业学大庆、农业学大寨"的精神，同舟共济，克服一个个困难，闯过一个个难关，饱经辛苦，艰苦创业，推动检验系稳步发展。此外，学生哪怕2～3个人合用一台显微镜，3～5个人合做一个实验，也都在认真地听，详细地记，努力地学，他们理解，他们包容，他们面对现实，他们热爱检验事业。全系师生团结一致，坚信条件会改善的，事业会发展的。2002年，检验系搬进了瑞金医院的科研教学楼，从此办学的设施和条件大有改观。

（二）授课艺术

"讲课"是教师的天职，也是一种艺术，我非常重视讲课质量。每节课，我都按教学大纲的要求，以教材为蓝本，适当结合基础知识和临床实践，结合我校的特色和科研成果。带着问题教，结合病例讲。我讲课的特点是：

1. 阐明定义和概念 对于每个疾病或每项检验，必须反复阐明其定义或概念，对于第一次出现的专有名词必须交代清楚，绝不含糊，绝不混淆，达到使学生完全理解和自觉掌握的目的。

2. 层次分明 对于一个问题，像剥洋葱一样，由外到内，由浅到深，一层一层地剥，一层一层地讲，由实践到理论，由临床到基础，最后凸显出讲课的核心，抓住核心再讲深、讲透、讲清楚，讲明白。

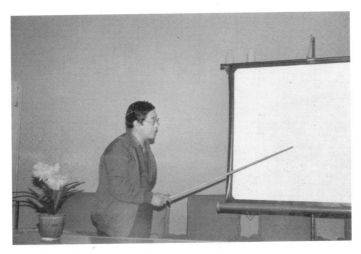

王鸿利在讲课

3. **重点突出** 对于检验项目,先讲理论原理,再讲实验原理,并对实验作出评价,强调实验的重要性和临床意义。对于实验诊断,突出它们的优化组合应用和个体化治疗中的监测价值,凸显它们的重要性和诊断价值。

4. **联系实践** 联系实际,联系临床,反映实验在疾病诊断、鉴别诊断、判断预后和观察疗效中的价值,以此加深学生的理解和记忆,提升学生的兴趣和学习的主动性。

5. **互动交流** 我常主动提出问题,请学生们集体回答或个别举手回答,同学们未听懂的可以随时提出问题由我解答,这样形成一种互动机制,既活跃课堂气氛,又当场解决了实际问题,促进学生动脑思考,动手记录,效果较好。讲课末尾,我明确指出该堂课的重点,指出哪些是要掌握的,哪些是要熟悉的,哪些是要了解的。

6. **效果反馈** 课后,我会主动找学生了解情况,特别了解学生的需求,了解掌握课程的情况,什么地方我未讲清楚,什么地方学生未理解,以便在下次课上再次重复讲一讲,弥补前节课的不足,使学生完全掌握。

(三) 因材施教

由我独立培养的硕士和博士研究生共 34 名,其中来自检验专业的硕士生 13 名、博士生 5 名,来自医学专业的硕士生 4 名、博士生 12 名。他们各有各的特色和优势。来自检验专业的研究生,他们的动手操作能力较强;来自医学专业的研究生,他们的临床基础较为扎实。在分配研究课题时,我充分考虑到他们的特点,最大限度地发挥他们各自的专长,以达到因材施教的目的。来自检验专业的研究生,多以创建"蛋白质的提纯-单克隆抗体的制备-实验方法的建立-检验结果的应用"的技术流程为主,创建了多种国内首先报道的新技术、新方法。例如,凝血酶-抗凝血酶复合物(TAT)检测、纤溶酶-抗纤溶酶复合物(PAP)检测、血浆活化蛋白 C(APC)检测、α_2-抗纤溶酶(α_2-AP)检测、组织型纤溶酶原激活物(t-PA)抗原检测、纤维蛋(原)降解产物(FDPs)和 D 碎片抗原(FDP-D)检测等。来自医学专业的研究生,多以创建"临床诊断-家系调查-实验检测-基因分析-功能研究"的研究流程为主,发表了许多国内外首次报道的新病例、新基因。例如,遗传性纤维蛋白原(FⅠ)、凝血酶原(FⅡ)、凝血因子Ⅴ(FV)、因子Ⅶ(FⅦ)、因子Ⅷ(FⅧ)、因子Ⅸ(FⅨ)、因子Ⅹ(FⅩ)、因子Ⅺ(FⅪ)、因子Ⅻ(FⅫ)、因子ⅩⅢ(FⅩⅢ)等缺陷症、血管性血友病(vWD)、血小板无力症等以及遗传性抗凝血酶(AT)、蛋白 C(PC)、蛋白 S(PS)缺陷症等的基因诊断和功能研究。另有部分研究生致力于血友病 A/B 携带者和产前诊断、急性白血病出血机制、维甲酸和三氧化二砷对急性早幼粒细胞组织因子表达、刺参糖胺聚糖抗血栓等的机制研究等。他们在各自的技术平台上,都能充分发挥各自的创新意识和才能。

(四)和谐的师生情

在导师与研究生之间,研究生与研究生[师兄(姐)与师弟(妹)]之间,共在一个实验室,朝夕相处,关系融洽,互相帮助,相互支持,组成一个和谐的"大家庭"。导师以身作则,言传身教,倡导学术民主,为研究生树立标杆和榜样。导师不仅对研究的课题要做到"尽心、尽力、尽责任",而且要求研究生要做到"做人、做事、做学问"。导师尤为关心研究生的生活、困难和成长,对待他们像对待自己的子女,从而形成良师益友的关系。有一次,一名研究生重

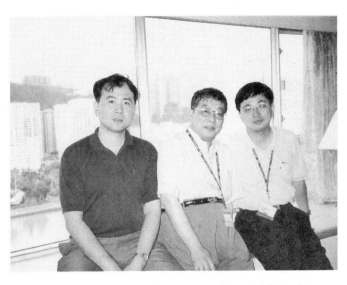

和谐的师生情(左为王学锋,中为王鸿利,右为胡翊群)

复了多次实验就是做不出结果,在分析原因时,发现试剂由于保存不当而失效,延误了实验的进程。该试剂价格昂贵,且从国外进口。导师并未责怪那名研究生,更没有怒斥他,而是首先检查自己并承担责任,再想方设法借来试剂,从而让他按时完成实验。另有一次,一名研究生的孩子(居住在外省)生病,家中有困难,急需照顾,导师得知后同意他带着科研经费,回原籍找一个有条件的大学实验室,继续完成课题。这样既解决了他的燃眉之急,又让他完成了预期的课题,他非常感动。导师还非常关心研究生的个人生活,有位研究生与一位实习生建立了恋爱关系,导师看在眼里,喜在心上,同时引导他们正确处理工作、学习与恋爱关系,最终促成了他们喜结良缘。每年春节期间和研究生毕业前夕,导师总会邀请留校过年以及毕业生到他们家中团聚,喝点清酒,吃顿便饭,拉拉家常,谈谈工作。这种形式使研究生们感受到导师平易近人,感受到家庭般的温暖,感受到人间充满爱。我们每两周举行一次课题汇报会,导师与研究生共同探讨,有困难导师首先负责协调和解决,决不是导师一个人说了算,多听听研究生的意见和设想,集思广益,实行学术民主,最后才做出符合科学规律的科研成果。

七、科 研 攻 坚

（一）不顾个人安危献身科研事业

新药和新的生物制品经过体外实验、动物实验合格后，在正式应用于临床前，尚需在正常人体内试用，从而全面、系统地观察药物或生物制品的疗效和可能发生的不良反应。

1978 年，卫生部上海生物制品研究所血液制品研究室的科研人员，率先于国内研制出"凝血酶原复合物（PPSB）制品"，该制品具有补充体内凝血因子 Ⅱ、Ⅶ、Ⅸ、Ⅹ 缺乏的作用；1984 年，天津市药物研究所研制的"刺参黏多糖注射液"，具有抗凝血和抗血栓的药理作用。这两种生物制品都先后由相关研究人员经过体外实验、动物实验证实合格，准备用于临床治疗。但是，为了安全性，尚需要在正常人体内先试用，全面、系统地观察这两种制品可能发生的不良反应。

我是个医生，我天天与相关的药物和多种生物制品打交道，我深知药物都存在各自的不良反应，包括即时反应和长久反应，反应轻者影响不大，多呈一过性或暂时性；反应重者会有损害脏器或留有后遗症，甚至有危及生命的危险。为了观察制品的安全性和不良反应，为了对病人的安全和生命负责，为了科研的深入和需要，我首先接受了这两种生物制品的正常人临床前试用。试用结果都没有不良反应，较为安全，为它们全面应用于临床奠定了基础。

1985 年，由王鸿利、夏宪章、向为民编著的《实用血液细胞学彩色图谱》一书由人民卫生出版社出版。该图谱是我国第一部直接由显微镜下摄影的作品，起到重要的学术影响和作用。鲜为人知的是该书中正常人的血液细胞是来自王鸿利教授的骨髓液。此外，为了深入了解健康人血浆凝血因子的水平和在常规保存条件下凝血因子的衰减演变过程,王鸿利教授多次无条件的献出自己的鲜血从 50 毫升到 200 毫升不等。王教授的这种牺牲自我、追求科学的精神,值得赞扬,值得学习。

(二) 追求卓越深入研究

20 世纪 70 年代,在上海的一个蒋氏家族中,父母为姨表婚配,共生育两对儿女。其中在一对儿女中,弟弟反复多次双侧大腿肌肉出血,姐姐反复多次腹腔出血,他俩都对输血、输血浆、输凝血酶原复合物制品(PPSB)有效,但他俩都无关节出血史。当时,凝血象检验结果显示:延长的白陶土部分凝血活酶时间(KPTT)和简易凝血活酶生成试验(STGT)都可被新鲜血清所纠正,初步印象可能是"凝血因子Ⅸ缺乏症",但也存在难以解释的疑问。其间,姐姐分娩,我在产房陪伴 24 小时,最后借助 PPSB 和输血完成了剖宫产手术,母婴平安。

80 年代,我们开展了凝血因子Ⅷ和Ⅸ的功能活性和抗原含量检测,发现蒋氏家族中各成员的血浆因子Ⅸ的功能活性和抗原含量均正常,无疑推翻了"凝血因子Ⅸ缺乏症"的诊断。90 年代,我们开展了所有的凝血因子活性和抗原检测,发现蒋氏家族中各成员的凝血因子Ⅺ的活性与抗原偏低,但不至于导致临床严重的出血症状。21 世纪初,我们开展了凝血因子基因检测,没有发现该家族成员中凝血因子Ⅺ所测基因的异常。带着这个疑问,我们将患者的标本送往美国实验室请求做因子Ⅺ的全基因测定,最后发现是该患者凝血因子Ⅺ基因上有一个基因发生突变,导致临床出血症状,极为罕见。

对于该家族,我们追踪随访了近 40 年,最后在美国先进技术的帮助下,方才确定了诊断。使我深深体会到,对于无条件或暂时无条件诊断的疑难病,不要轻易放弃,随着科技的发展要不断地追踪随访,在无条件或有困难时,要请求帮助。一方面要为病人解决实际问题,另一方面将科研工作深入到底,这样既帮助了病人也提高了自己。

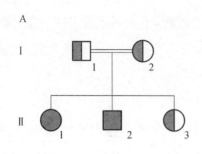
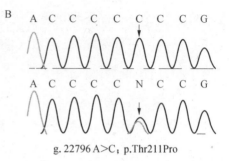

g. 22796 A>C；p.Thr211Pro

F10 基因分析图

八、工作岗位转变

在瑞金医院工作的 50 年间，我无论调至哪个岗位，始终坚持两个原则：其一，坚持无条件服从领导安排，坚持做一行爱一行。在新的岗位上认真踏实，负责任地做好本职工作，完成本职任务。其二，坚持不脱离临床，坚持不放弃"医生"的职务，再苦再累坚持做到"双肩挑"，使管理工作和医疗工作两不误。

（一）调至检验科工作

1973 年，领导决定把我由内科调至检验科，意味着我的工作性质和工作内容是由临床医生转为检验医生，我必须要很快地调整我的心态和习惯，要很快地适应新环境和新岗位。我理解临床检验是以病人的标本为直接工作对象，通过检验仪器、试剂、方法和质量控制，得出检验的结果，为临床诊断、鉴别诊断、疗效观察和预后判断提供客观依据，起"侦察兵"的重要作用。于是，我利用一年的时间，到检验科所属的临检室、生化室、细菌室、门急诊室、血库等走访、观摩。了解各室的工作流程、工作内容，熟悉各室的工作环境和工作同事，同时虚心地向各室的老师和工作人员学习。在徐福燕教授、夏宪章老师等的指导下，我在细胞室认真

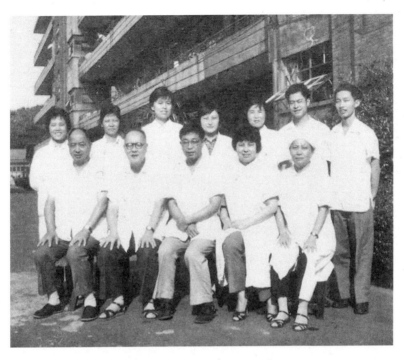

王鸿利（前排中）与细胞室工作人员和进修人员合影
（前排：左一夏宪章、左二徐福燕，右一刘静华等老师）

学习了血液细胞形态学、细胞化学染色和出凝血检验，并随时深入病房，了解病情，结合临床做出实验诊断，为临床服务。1978 年，恩师徐福燕教授不幸病故。我被任命为检验科副主任，主持检验科工作，并晋升为副主任医师。我深感责任重大，我紧紧依靠全科同道，在全面做好科内管理工作的同时，还想方设法克服困难，在团队的协助下，逐年开展了 40 多项新的检验方法为临床服务。

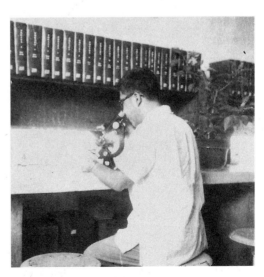

王鸿利在阅片

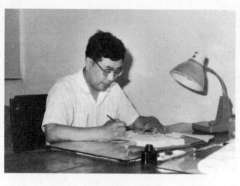

王鸿利在工作

（二）调至管理岗位

1984 年，我被任命为瑞金医院副院长、院党委委员。在党委和院长的领导下，我分工负责人事和财务工作。人事工作中我非常重视学科建设和人才培养，我认为人才是根本，学科是基础，要使学科发展、提升和居于前列，必须要有合理的人才梯队和突出的人才骨干。考核评价学科与人才的唯一标准是讲实效、看成绩，不是看看纸上写的，听听嘴上讲的。医院引进俞卓伟同志就是一个极好的范例。他废寝忘食、夜以继日地战斗在医疗第一线，为全院职工树立了标杆和榜样，为医院作出非凡的贡献。20 世纪 80 年代中期，医院开始实行"奖金分配制"，我遵循按劳分配原则，打破平均主义，打破"大锅饭"，奖金分配要向辛勤工作在第一线的职工倾斜，使他们有付出也有收获，调动他们的工作积极性和主动性。我还负责"退管会"的工作，在政策和规定允许的原则下，我尽力为辛勤奉献一辈子的老职工谋福利，让他们颐养天年，健康、快乐地生活。

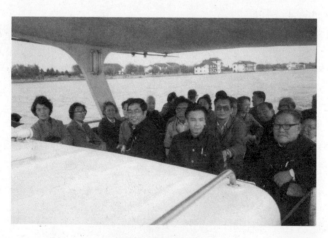

组织老专家畅游太湖

我白天忙碌于"文山会海"和日常管理工作，夜间和星期日忙碌于看书和写作。我坚持看门诊、跟王振义老师查房,坚持观察特殊的骨髓片、凝血试验,坚持上课、参加国内学术活动。做到管理工作和业务工作两不误,做到"双肩挑"。

九、恩 师 教 诲

在从医执教50年的生涯中,我得到许许多多良师益友的帮助、指导,其中有五位老师对我的影响最大,他(她)们的教诲影响着我的一生,我终生铭记难忘。

(一)恩师徐福燕教授

徐老师是我检验学的启蒙恩师。他是我国老一辈著名的血液学和检验学专家。徐老师为人正直,待人诚恳,平易近人,工作一贯认真踏实,兢兢业业;他热爱党的教育事业,为社会主义医疗卫生事业贡献出毕生的精力。1964年徐老师在国内首先出版了由他编著的《临床血液细胞学》;1979年又出版了《出血性疾病》。这两本著作在国内影响巨大而持久,也是我步入检验专业的必读教科书。

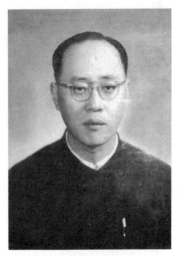

恩师徐福燕教授

使我特别感动的是,当年在"文革"中,徐老师冒酷暑、流大汗,利用午休时间,在病史室病档架空隙间偷偷地为我补习英语、修改我的译文;他无私地手把手地教我学习血液细胞形态学和出凝血检验;还带领我们深入病房,了解特殊病人的病情,为临床正确诊治提供实验依据,为我由临床医师转型为检验医师奠定了坚实的基础。

徐老师在"四人帮"横行霸道的岁月里,不怕"戴帽子"、"打棍子"、"抽辫子"，坚持钻研业务，认真阅读文献，以顽强的毅力，克服种种困难，完成了我国第一部《出血性疾病》的编著工作。徐老师在患病期间，仍在指导我开展"弥漫性血管内凝血（DIC）"和"血小板功能实验"的研究；在生命垂危的日子里还念念不忘科内工作，指示我要做好检验科的管理工作。不幸徐老师于1978年10月与世长辞。我痛心失去一位恩师，我永远要学习徐老师热爱党、热爱社会主义、热爱医学检验事业、废寝忘食、谦虚谨慎、严肃认真的工作作风，精益求精、实事求是、一丝不苟的治学态度，全心全意为人民服务的崇高精神。

（二）恩师王振义院士

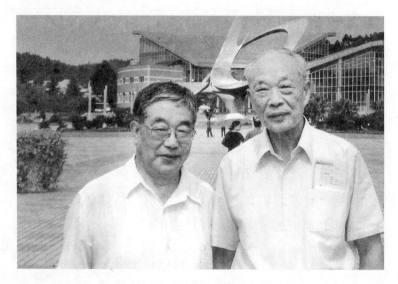

与恩师王振义院士（右）合影

我的终生恩师。他是我国顶级的医学科学家之一，他声誉远扬国内外。王老师在为人、为医、为师、为学等各个方面都是我永远学习的标杆和榜样。榜样的力量是无穷的，我从他的身上学着怎样做人、怎样做事、怎样做学问；我从他的身上学会怎样尽心、怎样尽力、怎样尽责任。王老师看到我的缺点或错误，从不姑息，从不包庇，常常是一针见血地指出，避免我走错路，我体会这是一种真正的爱。对于疑难病人，我在诊治迷惘和有困难的时候，我首先去找王老师，聆听他的指点和高见；在研究工作中，遇到困难和挫折时，我又首先去找王老师,听取他的思路和指导。例如,有位年轻时当过兵,中年时当过警察,经历无数次跌、打、滚、爬,都无出血症状的患者,近期因患肝癌出现严重出血而就诊,凝血象检查仅见轻微异常。我请教王老师,王老师指示从基因方面深入检查,结果患者的因子Ⅷ和Ⅺ都找到突变基因(可能与肝癌有关),明确了诊断。又如,在研究遗传性出血病时,我们已建立了"临床诊断-家系调查-实验检测-基因分析"的技术平台,下一步该从哪个方向去深入和突破?王老师指出试探基因芯片和采取单细胞生物技术进行研究,王老师的指导是及时而正确的。我一生的最大幸运是我身边有一位德高望重的好老师,由他引领、指导,使我始终走在正确的道路上,避免走弯路和走错路。

(三)恩师陈淑容教授

我的又一位恩师。1963年我来到"广慈"内科工作的第一个月即到内四病区,当时陈老师是该病区的主管医师。我亲眼看到4位患急性白血病的病人在一周内先后病亡,我心情沉重,无所作为;也见到陈老师双眼充满泪花在为病人忙碌擦身,同样心情压抑无语。事后陈老师对我讲,我们尽力了,但依

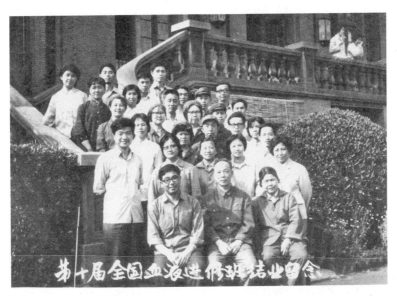

恩师陈淑容教授(前排右一)、王振义教授(中)、
王鸿利(左)与第十届全国血液进修班合影

然未能挽救病人生命,我们心中内疚,我们尚需努力。陈老师是一位对病人极端负责任的好医师。我刚刚接触临床,觉得样样都新鲜,样样都生疏,样样都似懂非懂,样样都要学习,心里很急,千头万绪,不知从何处入门。陈老师耐心地告诉我,白天做好工作,晚上带着问题去读书,既能解决问题,又能记得住,果然这种读书法很有效。陈老师待人和蔼可亲,从无上级医生的架子。我独自一人做急诊夜班,陈老师做内科总值班,遇到疑难病人,我一时拿不准,真想有位老师帮帮我,于是请陈老师来急诊室指导,她从无怨言,细心地指导我如何诊断,如何处理。平时我有什么心里话,也愿意向她倾诉,她从不推辞,总是耐心解答,帮助解决。因此,在我的心目中,陈老师像慈母般地关心着我们年轻人的成长和生活。

(四)恩师陆漪玉书记

原仁济医院护理部主任。1964年调广慈医院任脱产的内科和检验科联合党支部书记。她和蔼可亲,待人诚恳,无官架子,从不训人,她关心职工,尤其关心老年知识分子和有困难的职工。她将心比心、设身处地为别人着想,想方设法帮助别人,即使一时不能解决的问题,她也耐心地向群众讲清楚,说明缘

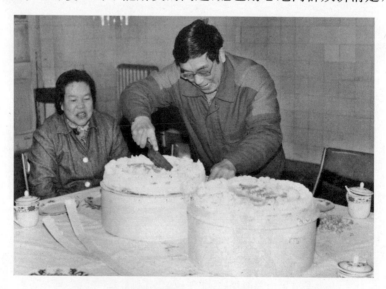

与恩师陆漪玉书记(左)合影

由,使群众感到温暖、感到踏实、感到亲切。当年科内一位青年医生溺水死于杭州西湖,噩耗传来,陆老师二话不说,顶烈日,冒酷暑,赶往杭州了解实情,安抚家属并协助料理后事。由此,她受到群众的尊敬和爱戴,是群众信得过的贴心人。陆老师的崇高品德和为人处世,影响着我的成长和人生,我有心里话愿真实地向她倾吐,因为我信任她,她不会伤害我。我始终以她为榜样,学会做人、做事,不讲大话,不讲空话,多做实事、多做好事,不吹、不拍、不求升官,做一个老实本分、有利于人民的人。

(五) 恩师邵慧珍教授

上海第二医学院基础医学部原病理生理教研室的老师,从事病理生理的教学和血栓与止血的研究。1989年调至上海血液学研究所血栓与止血研究室,与我合作共事。对邵教授的到来,我喜出望外,热烈欢迎。我们彼此尊重,有事互相商量,我们合作的非常愉快。邵教授为人正直,没有私心杂念,工作认真,绝对负责,一丝不苟,和蔼待人,关心他人比关心自己为重。她的基础理论扎实,实验技术熟练,耐心细致地手把手地指导研究生操作。做了大量有益于科研的工作,她克服家中老伴患病、子女年幼上学和上班路途遥

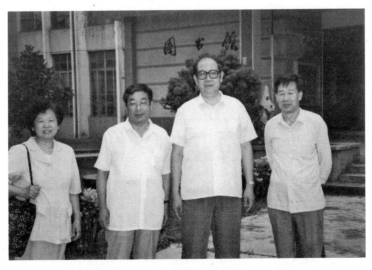

王鸿利(左二)与恩师邵慧珍教授(左一)及
李家增教授(左三)、包承鑫教授(右)合影

远等困难，一心一意扑在工作上。多次在研究生毕业前夕约他们到她家中，请他们吃饭、座谈，关心研究生胜过关心自己的子女。她关心病人，待病人如亲人。一位由她诊治的患血管性血友病的女生考取上海某重点大学，校方得知考生患病不予录取。邵老师获悉后，出具疾病证明书还亲自找到该校招生办，介绍血管性血友病的知识，从而感动了招生办领导，最后患病女生被录取了。该女生大学毕业后在某中学教书，工作积极努力，获得好评和表彰。

十、马 不 停 蹄

2007 年底，我满 70 岁，正式办理了退休手续。但我这匹"老牛"身退心不退，仍然马不停蹄，心系医疗、教学、科研工作，因此与往常一样，我天天早"上班"，晚"下班"，没有双休日，没有节假期，忙忙碌碌地做我愿意做的和对人民有益的事。虽然忙碌一天，时感倦累，但我心情舒畅，生活充实，这也是一种莫大的享受和无比的快乐。退休 5 年来，我主要在做了以下事情：

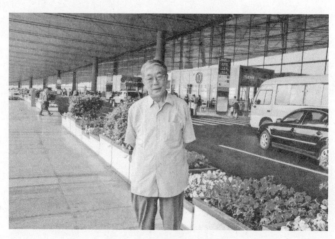

"老牛"王鸿利的新征途

（一）继续为病人服务

退休后，每周一个半天的特约专家门诊，参加院内外会诊，这是我为病人服务的重要途径，也是我院血栓与止血研究的一个重要窗口。大多数的病人拿着长长的病史、厚厚的资料，由全国各地远道而来就诊。作为医生我们必须要尽心、尽力、尽责任地为病人解除痛苦和忧虑，解答病人的疑问和难题。全心全意地为病人服务，这是医生的宗旨。

（二）参加学术活动

退休后，应邀出席学术会议和参加学习班讲课，通过学术报告、学术讲

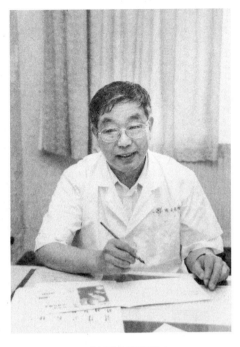

王鸿利在看门诊

座和学术交流，虚心向与会同道们学习，学习新理念、新理论、新技术，作为自我知识更新和"充电"的重要途径。同时，将我们的工作、研究和经验介绍给别人，达到相互学习，相互交流，共同提高的目的。我特别喜欢跨学科的交流。例如，与外科和产科同仁就手术、分娩、恶性肿瘤等的出血/血栓问题以及血栓病的防治等问题进行了沟通和切磋，使大家广泛受益，使病人受益。

（三）参与编写书籍

书籍是知识的阶梯。把自己的基本知识和经验，编写成书籍出版，不仅提高了自己，而且使读者获益，还可推动我们事业的提高、深入和发展。退休后，我主编了八年制临床医学专业教材《实验诊断学》，参与主编了《临床血栓病学》、《临床血液实验学》、《现代临床血液学》、《实用检验医学》和《抗血栓药和溶血栓药临床应用》等书籍。此外，还主审了《临床血液学检验》（第五版）、《实验诊断学》（第二版）、《医学检验诊断学》和中华医学百科全书《实验诊断学》分册等。

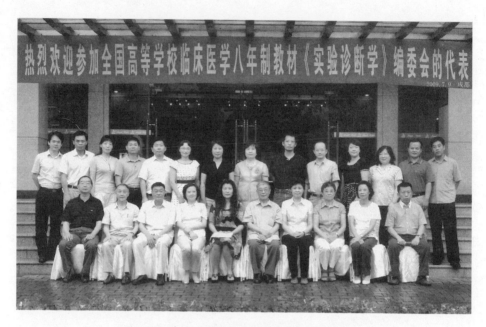

王鸿利（前排右五）主编《实验诊断学》全体编委合影

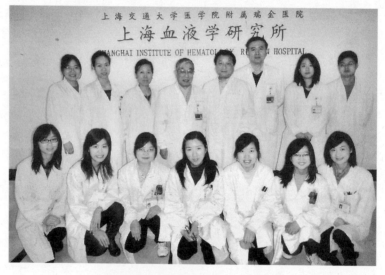

王鸿利（后排左四）参与研究生培养

（四）参与科研活动和研究生培养

退休后，由我牵头、与国际合作和由全国16个单位参加的"血友病防治研究"3项课题获得了立项;由我帮助出点子,由年轻人牵头获得国家自然科学基金8项;还有与企业合作研究基金1项等。协助培养研究生16名。这些研究主要环绕遗传性出血病和血栓病的"临床诊断-家系调查-实验检测-基因分析",部分也深入到突变基因的功能研究;特别在血友病携带者和产前诊断方面,有了更广泛和更深入的研究,在国内外都有较大的影响,处于领先地位。

(五) 参与学术刊物建设

学术刊物是知识传播的载体。退休后,我继续为由我主编的《诊断学理论与实践杂志》和由我参与主编的《中国实验诊断学》杂志进行组稿、撰稿和审稿;也对《中华血液学》、《中华检验医学》、《临床内科》、《临床血液学》、《国际检验医学》、《血栓与止血学》、《中国实验血液学》和《临床检验学》等十余本杂志审稿、撰稿。我喜欢杂志,这不仅为我提供了学习和交流的平台,还可从中看出学术发展的动态和进展,确实受益匪浅。

此外,我还应邀担任上海输血学会、江苏大学、温州医学院、江苏省人民医院和上海市中西医结合医院等检验系(科)的顾问。

个 人 年 表

1937 年　　　　　　出生在山东省莱阳县后石庙村。

1945～1947 年　　　在原籍念完小学一、二年级。

1948 年　　　　　　由于家庭的变迁,停学一年。

1949～1952 年　　　就读于上海市静安区第二中心小学,加入中国少年先锋
　　　　　　　　　　队,时任大队长。

1952～1958 年　　　先后在上海市五四中学初中部、高中部求学,加入中国共
　　　　　　　　　　产主义青年团,时任该校团委委员兼任班级团支部书记、
　　　　　　　　　　班长等职。

1958 年　　　　　　考取上海第二医学院医疗专业,时任丙大班团总支副书
　　　　　　　　　　记和大班班长。

1962 年　　　　　　加入中国共产党。

1963～1972 年　　　工作于上海第二医学院附属广慈医院(现名瑞金医院)内
　　　　　　　　　　科,时任内科医师、团支部书记。

1973～1992 年　　　工作于上海第二医学院附属瑞金医院检验科。

1978 年　　　　　　被任命为上海第二医学院附属瑞金医院检验科副主任,

主持检验科工作;并晋升为副主任医师。

1984 年	被任命为瑞金医院副院长、院党委委员;上海检验学会副主任委员,上海第二医科大学医学检验系副主任,瑞金医院检验科主任和上海第二医科大学血液病研究室副主任等职。
1985 年	时任中华医学会检验分会委员。
1986 年	晋升为副教授。
1987 年	当选为上海血液学研究所副所长,被批准为硕士研究生导师。
1988 年	被任命为医学检验系主任,晋升为主任医师。
1990 年	晋升为教授。
1991 年	被聘任为卫生部医学检验专业教材评审委员会委员。
1992 年	享受国务院特殊津贴。
1993 年	当选为上海血液学会副主任委员,批准为内科血液专业博士研究生导师。
1995 年	任命为上海血液研究所副所长兼血栓与止血研究室主任,当选为中华血液学会血栓与止血学组副组长,瑞金临床医学院副院长和诊断学教研室主任。
1996 年	当被选为中华医学会检验分会常委。
1997 年	被任命为临床检验分析仪器专家委员会委员,卫生部第四届全国卫生标准技术委员会临床检验标准分会委员,上海市卫生系列高级专业技术职务任职资格评审委员会委员。
1998 年	任命为卫生部教材评审委员会医学检验专业教材评审委员会主任委员。
1999 年	任命为上海市科学技术委员会医学检验重点实验室主任,中华医学会医学检验教育分会主任委员,全国高等医

学教育学会医学检验教育分会理事长,全国高等医学院校医学检验专业校际会议理事长。

2000年　　中华医学会检验分会血栓与止血专家委员会主任委员,卫生部检验医学专业考评委员会副主任委员。

2001年　　参与创办并任《中国实验诊断学》杂志和《诊断学理论与实践》杂志主编。

2005年　　被评为瑞金医院第三批终身教授。

2007年　　退休。

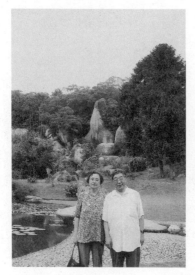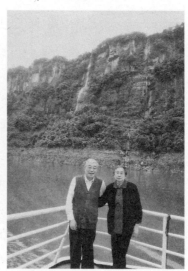

与老爱人合影

医疗工作

——树立检验医师新观念

我是一名内科血液学专业的临床医师,又是一名从事血液学实验诊断的检验人员,因此我是一名名副其实的"检验医师"。在 40 年(1973～2012)检验医师的生涯中,我企图将出血性疾病和血栓性疾病的临床诊治与实验室检测紧密地融合,形成一个完整的体系,提出以下几项新观念:

(一) 开创系列的新技术和新方法 40 余项

1. 相关因子的活性检测。① 凝固法(10 项),如凝血因子Ⅷ和Ⅸ促凝活性(FⅧ:C 和 FⅨ:C)等;② 发色底物法(8 项),如抗凝血酶(AT)、α_2-抗纤溶酶(α_2-AP)等。

2. 相关因子的抗原检测。用 ELISA 法(12 项),如 D-二聚体(D-D)和纤维蛋白(原)降解产物(FDPs)、凝血酶-抗凝血酶复合物(TAT)和纤溶酶-抗纤溶酶复合物(PAP)等。

3. 血小板相关检测(11 项)。如血小板黏附试验(PAdT)、聚集试验(PAgT)、β-血小板球蛋白(β-TG)、血小板第 4 因子(PF4)和血小板表面相关抗体(PAIg)检测等。

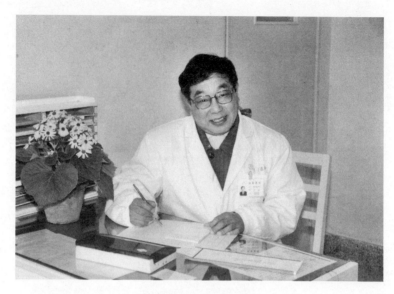

医疗工作中的王鸿利

4. 体外凝血酶生成（TGT）试验和血栓弹力图（TEG）检测等。

所建立的上述40余项新技术和新方法，都将它们广泛地应用于临床诊断和科学研究，推动了我国血栓与止血事业的发展和提升，在国内处于领先地位，在国外也有一定的影响。

（二）提出临床检验应用的新观点

1. 检验的优化组合应用。以循证医学为指导，优化多项试验，用于临床实验诊断。例如，2000年由本人代表中华医学会检验分会和血液分会，向国家卫生部建议对手术前的患者常规组合检测活化部分凝血活酶时间（APTT）、凝血酶原时间（PT）和血小板计数（PLT）三项试验，以对患者的止、凝血功能做出评价，检验结果正常方可进行手术。该建议被卫生部采纳，并以【2000年412号】文件发布至全国执行。此后未见由于手术异常出血而造成医疗事故的报道，社会效益显著，应用至今已形成术前常规检测，深受欢迎。

此后又提出，组合检测PLT、PT、APTT、纤维蛋白原（Fg）和FDPs/D-D，作用弥散性血管内凝血（DIC）的实验诊断。这组试验被临床实践证明是一组有重要应用价值的试验,已被广泛采纳,并被教科书(《实验诊断学》)所收录,且被国内外《DIC诊治指南》所采纳。

2. 个体化治疗中的实验监测。个体化治疗符合"以人为本"的科学发展观,但须以实验监测为依据。例如,在抗凝(肝素、华法林)或溶栓(尿激酶、重组组织型纤溶酶原激活剂)的治疗过程中,常因用药剂量过度引起出血症状或因用药剂量不足达不到治疗效果。因此提出,对普通肝素选用APTT或抗活化因子X(AFXa)试验;对华法林选用国际正常化比值(INR)或凝血因子Ⅹ(FⅩ:C)测定;对溶栓药物选用Fg、FDPs和凝血酶时间(TT)作为监测试验,尤其提出适合国人的监测安全范围,已被逐渐公认和采用,也被写入规划教材和相关著作。

(三)解决临床多学科的出血疑难问题

出血是一种临床综合征,严重出血可危及生命。临床医师须以实验室检测为依据,明确出血的原因,才能做出针对出血原因的有效治疗和处理。

1. 血友病的出血和手术。凝血因子Ⅷ浓缩物/冷沉淀是治疗血友病A出血和手术的重要血浆制品;凝血因子Ⅸ浓缩物/凝血酶原复合物(PCC)是治疗血友病B出血和手术的重要血浆制品。在几十年的临床实践中,我们改变了国外按照公式计算血浆制品用量的常规方法,首先提出以血浆FⅧ:C/FⅨ:C检测的水平作为使用血浆制品的依据。对2023例血友病A/B患者的临床出血和260例血友病A/B手术进行治疗,血浆制品的用量仅及国外的1/3～1/2,大大减轻了病人和国家的经济负担,达到了与国外同样的止血效果。特别适合于发展中国家的实际情况,已被国际血友病联盟(WFH)认可,并向发展中国家推荐应用。

2. DIC的实验诊断标准。DIC是一种临床血栓-出血综合征,其诊断必须包括病因诊断、临床表现和实验诊断三方面。我们通过对863例各科DIC的抢救,提出不能用统一的DIC实验诊断标准来诊断特殊疾病(急性白血病、严重肝病、产科疾病)并发的DIC。并以循证实验诊断为依据,制定了特殊疾病的DIC诊断标准。其诊断效率由62%提高到84%,正被全国广泛引用,也被收录入多种教材和著作。

3. 肝病/肝移植出血。肝病(尤其重症肝病)和肝移植(尤其无肝期)出血严重,其发生率几乎为100%。我们对564例严重肝病和231例肝移植患者进行了血栓与止血动态检测。指出肝病出血的原因是由于血小板数量减少/血小板功能异常、凝血因子的合成减少/消耗增加或伴病理性抗凝物质增多等所引起。提出用实验优化组合(PLT、APTT、PT、TT、Fg 和 FDPs/D-D)诊断,针对原因采取止血措施可以减少出血病的病死率和减轻出血程度,避免乱用宝贵的血液资源。

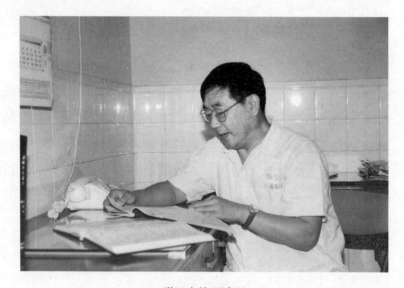

学习中的王鸿利

(四) 提出血栓前状态和动(静)脉血栓实验诊断的参考指标

血栓性疾病的诊断必须依赖临床诊断和影像学诊断,血栓前状态须依赖临床病史和实验检测。我们曾对1 332例血栓性疾病,应用40余项检验指标,作了全面、系统、动态的检测和观察,总结出血栓前状态、动脉血栓和静脉血栓实验诊断的参考指标,已载入规划教材和学术著作,以供读者参考。

1. 血栓前状态。① APTT 和(或)PT 缩短;② 血小板计数(PLT)正常/偏高;③ 纤维蛋白原(Fg)含量升高>4.0 g/L 或抗凝血酶活性(AT:A)减低;

④ 血管性血友病因子抗原(vWF：Ag)、活性(vWF：Reo)增高；⑤ 血小板聚集试验(PAgT，ADP 诱导)增高；⑥ 全血黏度/血浆黏度(高切变力)升高等。

2. 动脉血栓形成。① 凝血酶调节蛋白(TM)降低/vWF：Ag 升高；② 血小板 P-选择素/血栓烷 B_2(TXB$_2$)增高；③ PAgT(多种诱导剂)最大振幅(MA)增高；④ Fg>4.0 g/L；⑤ 凝血因子Ⅶ(FⅦ：C)升高；⑥ PAI-1 增高等。

3. 静脉血栓形成。① APTT/PT 缩短；② 凝血因子Ⅴ(FⅤ：C)/FⅧ：C 升高；③ 可溶性纤维蛋白单体复合物(sFMC)/凝血酶原片段 1+2(F1+2)升高；④ AT：A 减低/凝血酶-抗凝血酶复合物(TAT)升高；⑤ 纤维蛋白(原)降解产物(FDPs)/D-二聚体(D-D)升高等。

另外，曾先后 4 次应邀在中央电视台(CCTV)"健康之路"(3 次)和上海电视台"名医大会诊"(1 次)做节目录制。例如：① 2008 年 9 月 4 日,央视 CCTV 讲述血友病诊断与治疗；② 2008 年 3 月 16 日,上海电视台讲述出血性疾病的诊断与治疗；③ 2009 年 9 月 22 日,央视 CCTV 讲述血栓性疾病防治；④ 2010 年 11 月 11 日,央视 CCTV 讲述血友病携带者和产前诊断等。这种媒体传播影响全市和全国,起到积极的作用。

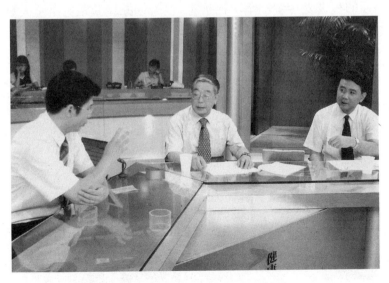

参加中央电视台"健康之路"节目录制

教 学 工 作

——提出培养技术实用型人才的新举措

　　1983 年，上海第二医科大学被国家教育部批准为我国首批创办医学检验专业（检验系）的高等医学院校之一，我被任命为检验系副主任。我是创办医学检验系的积极支持者和坚决拥护者，也为创办检验系付出了大量的辛劳

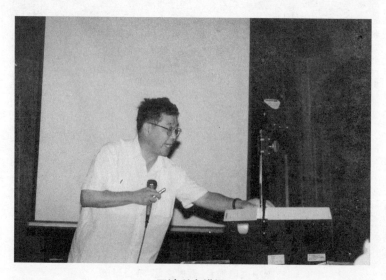

王鸿利在讲课

和作出了不懈的努力。1988～2003年，任命我为第二届检验系主任，全面主持检验系的工作。在教学实践中，在全系师生的共同努力下，结合我国检验专业教学的特点，我做了下列几项新举措，在此期间，在我主执下培养本科毕业生554名，专科毕业生393名，共计947名。

（一）聘请校外名师来校任教

教师是办学和提高教学质量的重要因素之一。在上届检验系派出青年教师赴国外进修、学习的基础上，本届开展了聘请校外名师来校任教的活动，得到校长的批准，发出正式聘书。例如，邀请第二军医大学著名的临床免疫专家孔宪涛教授，上海市临床检验中心著名的检验管理专家冯仁丰教授、著名的资深临床检验专家金大鸣教授，上海市血液中心主任著名的输血学专家张钦辉、柏乃庆、高峰、刘达庄等教授，上海市第一人民医院检验科主任、著名的生化专家吴文俊教授等长期来校授课。这些著名专家，热爱检验教育事业、认真备课、自制教具，风里来雨里去，无报酬地白天（为全日制）、晚上（为夜大学）来院授课，讲出人品，讲出水平，讲出经验，讲出进展，深受我系全体师生的赞扬和爱戴，为提高我系教学质量立下了不可磨灭的功劳，作

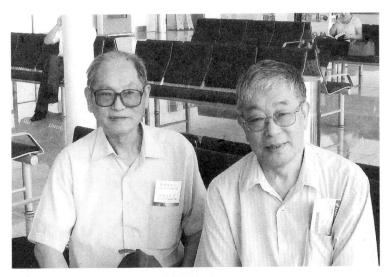

与80多岁的金大鸣老师（左）合影

出了巨大的贡献。这种教学模式也被国内其他兄弟院校效仿,对全面提高我国医学检验专业的教学质量起到积极的作用。

(二)动手能力和创新思维的培养

医学检验专业培养人才的目标是要有较强的实验动手能力和较广的创新思维能力,这也是我校检验专业教学的重点和特色之一。在教学过程中,我们非常重视实验课教学,将实验课与理论课的比例由原来的1∶2调整为1∶1。特别是扩大了实习基地,由原来局限于附属医院检验科扩大到多个研究所(上海血液学研究所、上海市内分泌研究所)、科华公司(学习试剂的制备技术)、复星公司(学习分子生物学技术)、血液中心(学习输血技术)、临床检验中心(学习检验管理和质量控制)以及临床内科(瑞金医院卢湾分院)等,以培养学生的动手操作能力和创新思维能力,并扩大学生接触社会、接触实践的机会,实现早动手、多动手和反复动手的教学模式。毕业前,让学生在指定老师的指导下,自行设计,自行动手,自行阅读文献,自行撰写论文,经过答辩,完成毕业论文,优秀者推荐发表。这种教学模式受到国内兄弟院校赞扬,影响较大。曾获国家教学成果奖二等奖和上海市教学成果奖一等奖各一次。

(三)编写配套的实用型教材

从1998年起,我担任卫生部医学检验专业教材编审委员会主任委员,在原有七本统编教材编审的基础上,又扩增了《输血与输血技术》、《分子生物学检验技术》、《临床检验仪器学》和《临床实验室质量管理》等4本教材;同时编写了与教材配套的11本《实验指导》和《习题集》,使全国统编/规划教材完成配套的编写和出版工作。这一整套教材在全国近百所高等医学院校医学检验专业中广泛应用,取得了好教、好学和好用的良好教学效果。此外,根据我校(系)的特点,又自编教材,如供本科生用的《典型病例诊断实验剖析》、《医学检验专业英语》、《医学检验专业多选题3750题》和上海普通高校"九五"重点教材——《现代检验医学与临床实践》丛书共六个分册;研究生选修课教材《医学实验技术的原理与应用》,并相应开设课程。试图用病例剖解的方式(CPL教学)使学生将纵向学习的各专业知识,再以病例为中心从横向串联起来,从而扩大检验与临床的沟通和联系,引起学生的极大兴趣,提高学生学习的主动性和自觉性。这一举措影响国内和校内多个专业。曾获国家级教学成果奖二等奖和上海市教学成果奖一等奖各一次。

(四)医学检验专业获得博士点研究生培养的资格

1986年,我校检验系在国内第一批获得硕士研究生培养资格,先后被批准获得硕士研究培养资格的导师:陶义训、赵善政、李立群、兰鸿泰、王鸿利、沈霞、倪语星、杨伟宗、樊绮诗和季育华等11名。1998年,我校检验专业又获得博士研究生培养资格,先后被批准博士研究生资格的导师:陶义训、王鸿利、倪语星、樊绮诗和季育华等5名。迄止我作为检验系主任的2003年共计培养硕士研究生42名,博士研究生18名。研究生的培养标志着我校检验专业的教学实力和学术地位,尤其是博士研究生的培养更为重要,我系在国内医学检验教育专业的高校中名列前茅。毕业的研究生有的出国深造,有的在各自的工作岗位上都发挥着重要的作用。

(五)实施医学检验专业的学制改革

从我国医学检验专业的培养目标和实际情况出发,我们在国内首先提出,检验专业教育可分为两部分:其一是培养四年制(理学士)的技术型实用人才;其二是培养八年制(博士)的临床型检验医师人才。经领导多方论证和批准,我校医学检验专业于2003年率先停止检验专业大专班招生,实行四年制教学计划,现已有多届毕业生走向社会。经追踪调查,与原五年制毕业生全方位的比较各方面均无差异,同样受到用人单位的欢迎和好评。据悉,国家教育部已正式将全国高等医学院校医学检验专业列为四年制教学计划。印证我校医学检验专业学制改革的方向是正确的和符合国情的。然而,八年制临床检验医师的培养,尚未开始实施。

通过上述检验专业所取得的成果,1999年我校检验专业被选为中华医学会检验教育分会主任委员、全国高等医学教育学会医学检验教育分会理事长和全国高等医学院校医学检验专业校际会议理事长的单位,我时任上述三会的主任委员。同时我也先后获得上海市育才奖(1997)、全国优秀教师奖

(1998)、宝钢教育奖(2002)、上海市教学名师奖(2006)和上海交通大学教学名师奖(2006)等荣誉称号。

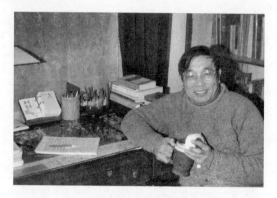

王鸿利在制订教学计划

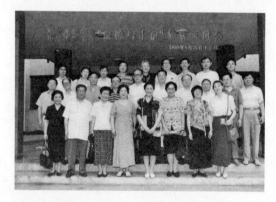

王鸿利参加学术会议(前排左二)

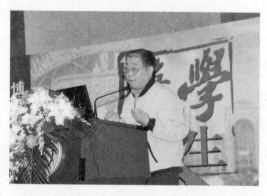

王鸿利为全院学生讲"医学人生"

科 研 工 作

——刻苦钻研　拼搏进取

我的科研工作起始于 20 世纪 70 年代,科研的核心始终坚持"血栓与止血的基础与临床研究"。通过领导的关爱,恩师的指导,上海血液学研究所的支持和我们团队的共同努力,克服研究资金短缺、技术力量匮乏和受我本人

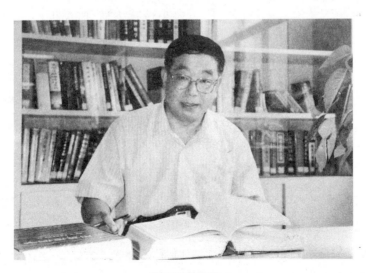

王鸿利在阅读

水平的限制等困难,我们始终顽强地朝着既定的目标迈进,研究工作不断地深入和逐步地提升,从单纯临床研究,发展到实验研究,深入到基因和功能研究等,取得了一定的新成果。科研工作大致可分为以下几方面。

(一)血栓与止血检测和应用的研究

1978~1997年的20年间,我们团队利用蛋白质的纯化、生物化学、免疫学和分子生物学的现代技术,于国内率先或较早地创建了40余项较为先进的检测方法。例如,凝血酶调节蛋白(TM)、血管性血友病因子抗原(vWF:Ag)和活性(vWF:Rco)、β-血小板球蛋白(β-TG)、血小板第4因子(PF4)、血小板GPⅠb/Ⅸ-Ⅴ、GPⅡb/Ⅲa、血小板P-选择素和血小板相关抗体(PAIg)等检测;抗凝血酶(AT)、蛋白C(PC)、蛋白S(PS)、肝素辅因子Ⅱ(HC-Ⅱ)和组织因子途径抑制物(TFPI)等检测;凝血因子活性和抗原(F:C/F:Ag)、组织因子(TF)、凝血因子分子标志物(F1+2、FPA)等检测;组织型和尿激酶型纤溶酶原激活物(t-PA、u-PA)及其抑制物(PAI-1、PAI-2)、α$_2$-抗纤溶酶(α$_2$-AP)、凝血酶激活的纤溶抑制物(TAFI)、纤维蛋白(原)降解产物(FDPs)和D-二聚体(D-D)等检测;凝血酶-抗凝血酶复合物(TAT)、纤溶酶-抗纤溶酶复合物(PAP)以及分子生物学技术、基因测序等检测。并将这些检测项目广泛用于血小板减少症/血小板功能异常症、血友病/血管性血友病、肝病/肾病出血、产科/手术出血、白血病/恶性肿瘤出血以及各科弥散性血管内凝血(DIC)等疾病的诊断;广泛用于心脑血管疾病、肺栓塞/深静脉血栓形成和微血栓形成等血栓性疾病的诊断;用于肝素/低分子量肝素、口服抗凝剂和溶血栓药治疗的实验监测等方面。

在这一课题的实施中,发表学术论文300余篇,出版专著29本,举办全国性学习班18次,接受来自全国28个省市共170个单位的进修人员,参加国内外学术会议23次,并在全国23个省市77个单位推广应用。此外,曾获得包括国家科技进步奖三等奖在内的18个奖项。

(二)重要脏器血栓栓塞的基础与临床研究

利用创建的40余项较为新颖的检测方法,对10个病种,包括冠心病、缺血性脑卒中、糖尿病、高血压、静脉血栓、肾脏疾病、妊娠高血压综合征、烧伤、恶性肿瘤、呼吸疾病等共计 1 332 例患者和 1 019 例正常人对照进行全面、系统、动态地检测和观察，取得较好的成果。

本课题的创新点：① 研究病种之广、检测项目之多，采取结合临床的全面系统、动态地观察实属国内第一，也为国际同类研究提供了难得的丰富资料。并在国内外首次提出血栓前状态(prethrombotic state)的筛查指标，动(静)脉血栓形成的实验诊断指标以及抗凝和溶栓治疗的实验检测指标。② 明确指出中国汉人不存在凝血因子 V Leiden 突变：这一结论国内外首次报道，不仅填补了国际空白，而且也改变了西方国家对中国人凝血因子 V Leiden 突变的认识，这与民族遗传性有关。③ 首次报道脑血栓中凝血因子 XII 基因 9815 位核苷酸 G→A 突变，首次证实因子 XII 血浆含量减低不致出血、而致血栓形成。④ 国际上首次对糖胺聚糖(刺参黏多糖)的抗血栓机制是不依赖抗凝血酶。⑤ 首次提出超小剂量阿司匹林有促进血栓形成的作用，要引起临床的重视。

在这一课题实施中，发表论文 60 篇，出版专著 20 余本，举行全国性学习班 20 次，培养研究生 16 名。此外，曾获得包括国家科技进步奖二等奖在内的 8 个奖项。

(三) 遗传性出血病的基础研究和临床应用

1996～2006 年 10 年间，我们团队首先建立了"临床诊断→家系调查→表型检测→基因诊断→功能研究"的系列技术平台，利用这一平台研究下列基因突变和突变基因的分子发病机制，目前已有更广泛、更深入地研究。

1. 遗传性出血病的基因诊断(见表 1)。

表 1　遗传性出血病的基因诊断

疾 病 名 称	先证者数	家 族 数	家族成员数
遗传性出血性毛细血管扩张症	2	2	58
遗传性血管性血友病(vWD)	7	7	29

疾 病 名 称	先证者数	家 族 数	家族成员数
遗传性血小板无力症(GT)	6	6	28
遗传性无纤维蛋白原血症	6	5	40
遗传性低纤维蛋白原血症	1	1	8
遗传性异常纤维蛋白原血症	2	1	5
遗传性凝血酶原(FⅡ)缺陷症	1	1	6
遗传性FV缺陷症	6	7	30
遗传性FⅦ缺陷症	15	15	84
血友病A(遗传性FⅧ缺陷症)	79	70	109
血友病B(遗传性FⅨ缺陷症)	31	29	71
遗传性FX缺陷症	3	3	29
遗传性FⅪ缺陷症	5	5	37
遗传性FⅫ缺陷症	2	2	17
遗传性FⅧ缺陷症	2	2	65
合计 15个病种	168	156	616

首先发现的突变基因,国外58个,国内44个。这些基因突变已载入国际基因库,从此改变了国际基因库中无中国人基因的历史,使我国在该领域中踏进国际行列。

2. 突变基因的分子发病机制研究。对16种国际首次报道的突变基因,采用突变基因表达载体的构建,突变体蛋白的合成和功能检测,外周血异位转录检测剪接位点突变的剪接方法以及体外无细胞蛋白翻译等技术和方法进行突变基因的分子发病机制研究。研究结果列于表2,目前也有更广泛、更深入地研究。

表2 16种突变基因的分子发病机制

缺 陷 症	基因突变位点	分子发病机制
凝血因子V缺陷症	Phe325Leu, Gly392Cys	分泌障碍,降解加速
凝血因子Ⅶ缺陷症	Phe40Cys, ⅣS1a+>a	滞留、降解;两种异常剪接方式
血友病A	His99Arg	合成、分泌障碍,功能障碍
	Leu1975Pro	突变基因位于女性不同的X染色体

缺陷症	基因突变位点	分子发病机制
血友病 B	Ile288Ser,Cys82Ser	分泌障碍,降解加速
凝血因子 X 缺陷症	Ser30Arg,Arg347His	蛋白修饰障碍,破坏了与FVa结合位点
	IVS1+1g>a	无义突变介导的 mRNA 降解
凝血因子 XI 缺陷症	Leu172Pro,Gly400Val	异二聚体形成,显性负效应
凝血因子 XIII 缺陷症	Ser413Trp,Arg77Cys	分泌障碍,降解加速
血管性血友病	Intron5-intron16del161△44	重组相关元件,同源 Alu 重复,核基质结合区(MAR 区)等参与大片段丢失

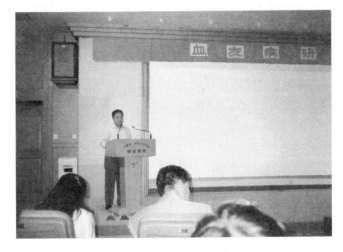

王鸿利在血友病研讨会上作学术报告

(四) 血友病基础研究

1. 血友病的携带者和产前诊断。2005～2011 年,在继续扩大研究遗传性出血病的基础上,又特别深入地研究血友病 A/B 的携带者和产前诊断。这对切断血友病的遗传连锁,减少血友病胎儿的出生,减轻国家和家庭负担等都有重大的理论和现实意义。我们团队采取以下三种策略:① 对 F8 基因 9 个多态性位点进行血友病 A 的遗传连锁分析;国外诊断准确率约为80%,但在中国人中仅 1/3 患者有遗传信息。对 F9 基因内的 6 个多态性位点,国外 89% 的血友病 B 做出诊断,但对亚洲人的诊断信息量较低。② 进一步对血友病 A 携带者 141 例,产前诊断 77 例(共计 218 例),首先用长距离 PCR(LD-PCR)检测 F8 基因 22 号染色体内含子倒位和 1 号染色体内含子倒位,阳性即可做出诊断;若结果阴性,进一步联合应用 F8 基因外的 6 个 STR 位点(DXS15,DXS9901,G6PD,DXS52,DXS1075,DXS1108),F8 基因内的 2 个 STR 位点(F8C IVS13/F8C IVS22),1 个 SNP 位点(Bcl I)和性别基因位点(牙釉蛋白基因)进行诊断。对血友病 B 携带者 22 例,产前诊断 15 例(共计 37 例),首选联合应用 F9 基因外的 6 个 STR 位点(DXS102,DXS1211,DXS1192,DXS8031,DXS8094 和 DXS1227)的遗传连锁分析,其诊断准确率几乎达 100%。③ 近年,我们再应用 X 染色体非随机灭活检测技术及二代测序技术,进一步提高了疑难血友病携带者及产前诊断的诊断率和准确率。

2. 血友病 A 基因治疗的初步探索。血友病 A 基因治疗是根治血友病 A 的根本方法,有广泛地应用前途。我们团队于国内首先采取以下方法:① 改造目的基因:去除 F8 基因 B 区(760~1639 氨基酸),制备 B 区缺失的 FⅧ cDNA(BDD-hFⅧ cDNA),构建了 pLNC-BDD-hFⅧ 和 PRC/RSV-BDD hFⅧ。② 选择载体和靶细胞:选择逆转录病毒、杂合型重组腺相关病毒(rAAV1/rAAV2)等 5 种载体;选择小鼠胚胎成纤维细胞(NIH3T3)、中国仓鼠卵巢细胞

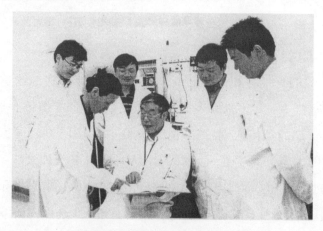

王鸿利与博士研究生探讨研究路径问题

(CHO)等6种靶细胞。③ 凝血因子Ⅷ表达的调控：丁酸钠诱导人凝血因子Ⅷ的体外表达，采用检测细胞培养上清中FⅧ：C和FⅧ：Ag；并用体外细胞核连缀反应技术(Run-on assay)观察丁酸钠对编码BDD－hFⅧ cDNA转录的影响。④ 动物实验：用逆转录病毒、脂质体(DOTAP)及纳米材料(PAMAM)等载体介导BDD－hFⅧ cDNA在小鼠体内表达FⅧ的水平；将PRC/RSV－BDD hFⅧ cDNA为载体，转染小鼠精子，通过人工受精制备表达人凝血因子Ⅷ的转基因小鼠。

通过上述的探索，虽然取得短暂有效的实验结果，但仍存在诸多尚待解决的问题。如载体和靶细胞的选择与配位，体内FⅧ持续表达的时间，产生抗体灭活凝血因子Ⅷ和载体/靶细胞对人体的不良反应的影响等。近期国外在这方面的研究已取得较好的进展，但尚未应用于临床。

在这一课题实施中，发表论文64篇，经文献检索有34篇被672篇文献引用；14篇被SCI－E收录，30篇被《中国科学引文数据库》收录。主编和副主编学术著作15本。培养研究生22名(博士生15名)，其中有3名被评为上海市普通高等院校优秀毕业生，1名获宝钢教育奖优秀研究生奖。参加国内外学术会议33次(其中国际会议10次，国内会议发言13次)，有6次荣获大会论文一等奖。举办国家级继续医学教育学习班11次，接受来自全国27个省市学员1 200名。此外，曾获包括国家科技进步奖二等奖在内的16项奖项。

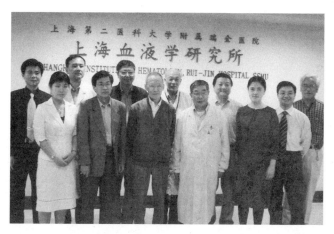

王鸿利(前排左四)聘请著名专家与研究生共同探讨研究课题中"瓶颈"疑难问题合影

附：科研中标课题一览表

（共 25 项）

编号	课题名称	来源部门	起讫年月	负责人与参加人员
1	深静脉血栓形成和闭塞性脉管炎抗凝机理研究(88301144)	国家卫生部	1988~1991	王鸿利、邵慧珍、杨景文
2	灼伤创面微血栓形成机理及防治研究(88-216)	上海市高教局	1988~1990	王鸿利、邵慧珍、肖玉瑞
3	孕期抗凝系统检测以探讨妊高征的发病机理(3880800)	国家自然科学基金	1989~1991	弗冲、王鸿利、邵慧珍
4	烧伤早期损害发病机理及创面愈合机制研究(39290700-5)——深Ⅱ度烧伤创面削痂后愈合规律研究	国家自然科学基金	1992~1997	史济湘、郭延寿、王鸿利、邵慧珍
5	下肢 DVT 患者血管、血小板和凝血因子变化的临床研究	上海市高教局	1993~1995	杨景文、王鸿利、邵慧珍
6	凝血因子Ⅷ和 vWF cDNA 的克隆和表达(39370320)	国家自然科学基金	1994~1996	王鸿利、邵慧珍、王学锋

编号	课 题 名 称	来源部门	起讫年月	负责人与参加人员
7	中国上海地区人群因子Ⅷ基因点突变研究(39470319)	国家自然科学基金	1995～1997	王鸿利、邵慧珍、王学锋
8	产科 DIC 的早期诊断(974240)	上海市科委	1997～1999	弗冲、王鸿利、王学锋
9	血友病遗传咨询研究与应用(98IB14056)	上海市科委	1998.9～2000.12	王学锋、王鸿利
10	凝血、纤溶、血小板在重要脏器血栓形成中的作用(39830180)	国家自然科学基金(重点课题)分课题	1999.1～2001.12	阮长耿、陈方平
	——活化蛋白 C 抵抗(APC－R)在心脑血管疾病中的机制研究		1999.1～2001.12	王鸿利、王学锋、熊立凡
11	玉足海参酸性黏多糖防治心脑血管疾病的临床研究(994119053)	上海市科委	1999.8～2001.8	王鸿利、王学锋
12	玉足海参酸性黏多糖抗血栓形成的机制研究(98－1－130)	国家卫生部	1999.1～2001.12	王鸿利、王学锋
13	妊高征血栓前状态的研究(99404)	上海市科委	1999～2001	弗冲、王鸿利、王学锋
14	血友病 A 基因治疗的临床前研究(014119020)	上海市科委	2001.8～2003.7	王鸿利、王学锋
15	瑞金-莱士血友病基因	横向合作课题	2002～今	王鸿利、王学锋
16	糖胺聚糖抗凝机制研究(34119817)	上海市科委	2003～2005	王鸿利、王学锋、陈任重
17	F5 基因 cSNP 与静脉血栓栓塞关联性的研究(022－B14043)	上海市科委	2004～2006	王学锋、王鸿利
18	P-选择素为靶标的磁共振活体分子成像对静脉血栓早期诊断的研究(05JC14039)	上海市科委	2005～2008	周同、王学锋、王鸿利

生命之桥——王鸿利教授从医执教50年文集

编号	课　题　名　称	来源部门	起讫年月	负责人与参加人员
19	血友病 A 植入前基因诊断研究（30671148）	国家自然科学基金	2007～2008	方怡、王鸿利、王学锋、丁秋兰
20	诺其诺德血友病基因（I 期）	诺其诺德基金会国际合作课题	2007～2008	王鸿利、王学锋、丁秋兰、戴菁
21	凝血因子Ⅸ Arg327Ile 突变蛋白结构与功能研究（3077－0904）	国家自然科学基金	2008～2010	丁秋兰、戴菁、陆晔玲、王学锋、王鸿利
22	凝血因子Ⅷ His99Arg 突变蛋白分子发病机制研究（30870942）	国家自然科学基金	2009～2011	王学锋、邹纬、陆晔玲、王鸿利
23	诺其诺德血友病基因（I 期）	诺其诺德基金会国际合作课题	2010～2011	王鸿利、王学锋、丁秋兰、戴菁
24	凝血因子Ⅸ Arg327Ile 突变蛋白结构与功能研究（072239）	上海市科委重点课题	2007～2009	丁秋兰、戴菁、陆晔玲、王学锋、王鸿利
25	凝血因子Ⅷ Trp1707Ser 突变导致抑制物产生的细胞免疫机制研究（81170480）	国家自然科学基金	2011～2013	王学锋、陆晔玲、王鸿利

研 究 生 培 养

——科研工作的主力军

为国家和社会培养优秀的研究生,是我的重要工作之一。1988～2003 年,独立培养硕士研究生 17 名;1995～2007 年,独立培养博士研究生 17 名。同时也协助导师王振义、王学锋和丁秋兰等教授培养硕(博)士研究生 25 名。在此,对研究生们为我们团队所做出的努力和所取得的成果,表示崇高的敬意和衷心的感谢。

(一) 对研究生和导师的要求

1. 对研究生的要求。我明确提出的最低指标是,在攻读学位的三年中,必须学会:① 课题设计:要有广泛和逻辑的思维、创新意识,熟练地阅读 50～60 篇国外文献,写出 2～3 篇文献综述,并在国内杂志上发表;② 技术操作:必须亲自动手做实验,有困难可向别人请教,特殊情况可请别人帮助;③ 撰写论文:发表论文 2～3 篇,其中至少 1 篇论文,硕士生要求发表在"中华"系列杂志,博士生要求发表在国外 SCI(影响因子)≥3 分的杂志上;有条件在导师的指导下参加学术著作的编写;④ 团队合作:作为团队中的一名研究生,除独立完成自己的课题外,还必须帮助和支持其他研究生完成课题任务,为导师总课题的完成尽自己的一份力量;⑤ 学术交流:每位研究生至少参加1～2次国内外学术会议,但必须要有参加交流的论文被批准为大会/小会上的发言;⑥ 博士研究生要撰写国家自然科学基金/上海市自然科学基金标书1～2份,力争中标获得基金资助。

2. 对导师和导师组成员的要求。以身作则、身教言教、教书育人,为研究生树立标杆和榜样。不仅要关心研究生的"做人、做事、做学问",还要关心研究生的生活、困难和成长。导师与研究生的关系,既是研究生的良师,又是研究生的益友。每两周举行一次"课题汇报会",每月举行一次"文献读书会",在导师和研究生之间形成一种互动机制、互相学习、共同提高的学术氛围。研究生的文献综述、学术论文和会议报告,都必须经过导师的审阅和修饰后方可出炉。

(二) 研究生的研究成果

以第一作者发表的学术论文、文献综述和获奖情况列于表1。

表1 以第一作者发表的学术论文、文献综述和获奖情况

研究生	年 份	人 数	国外 SCI 论文(篇数)	"中华"系列 杂志(篇数)	其他核心 期刊(篇数)	综述 (篇数)	获奖情况 (人次)
硕士生	1988～2003	17	6	35	36	48	2
博士生	1995～2007	17	21	61	39	65	10
共 计		34	27	96	75	113	12

(三) 研究生概括

1. 硕士研究生(17 名)

姓 名	起止年月	论文题目	毕业后去向
沈行峰	1988～1991	血浆活化蛋白 C 检测方法的建立及其临床应用	上海市血液中心
张永顶	1989～1992	血浆 UK 活性检测及 UK 治疗 DVT 抗凝和纤溶变化的研究	深圳市
林建著	1989～1992	血浆肝素辅因子 Ⅱ(Hc-Ⅱ)检测方法的建立及临床应用	福建中医学院附属医院

姓 名	起止年月	论 文 题 目	毕业后去向
王保龙	1990~1993	PCR 检测 TDH 基因和克隆杂交检测 KP 阳性副溶血弧菌方法的建立及其临床应用	安徽省立医院
傅启华	1991~1994	(1) 酶联纤溶试验方法学的建立及临床应用；(2) PAF 检测方法的建立及在肺心病中的应用	浙江医科大学附属第一医院,浙江省血液中心
张宇舟	1992~1995	甲型血友病分子机制研究及携带者检测	法国
程庆文	1992~1995	胎儿肺、脾、肾组织中凝血因子Ⅷ研究	上海市血液中心,后去美国
王钦红	1993~1996	t－PA 和 FDP－D 碎片单抗制备及其临床应用	上海市第六人民医院,后去美国
储海燕	1994~1997	α_2－AP 单抗的制备及其临床应用	上海血液学研究所,后去美国
赵维莅	1996~1998	急性白血病出血机制的研究	上海第二医科大学七年制学生,瑞金医院血液科
李志广	1997~2000	刺参糖胺聚糖抗血栓机制的实验研究	上海市血液中心
刘元昉	1997~2000	血友病 A 携带者和产前诊断研究	上海第二医科大学七年制学生,瑞金医院血液科
刘湘帆	2000~2002	血友病 B 携带者和产前诊断研究	上海第二医科大学医学检验系
方 怡	2000~2002	转博士研究生	
陈红兵*	1999~2002	凝血酶-抗凝血酶复合物（TAT）检测方法建立及应用	南京市儿童医院
李建新*	1999~2002	纤溶酶-抗纤溶酶复合物（PAP）检测方法建立及应用	北大深圳医院
钱高潮*	2000~2003	凝血酶调节蛋白（TM）的多态性、基因重组表达和核酸免疫研究	上海市免疫研究所攻读博士

＊ 原导师出国,代培硕士研究生。

2. 博士研究生(17 名)

姓 名	起止年月	论 文 题 目	毕业后去向
于立志	1995~1998	中国上海地区血管性血友病(vWD)家系遗传分析与人 FⅧ cDNA 真核表达	美国
刘建湘	1995~1998	中国人群凝血因子Ⅷ(FⅧ)点突变研究	美国
郭为民	1996~1999	维甲酸和三氧化二砷对 APL 细胞组织因子(TF)表达的影响	美国
郭雪梅	1998~2001	逆转录病毒载体介导人 FⅧ 的体外表达研究	美国
尹 俊	1999~2001	人 FⅧ基因表达的研究	汕头大学医学院
康文英	2000~2003	聚酰胺-胺型树枝状聚合物介导人 FⅧ体内、外表达	上海公司
段宝华	2000~2003	遗传性凝血因子 XⅢ 缺陷症分子发病机制研究	上海新华医院
傅启华	2001~2004	遗传性 FⅤ 和抗凝血酶(AT)缺陷症的分子病理机制研究	浙江省血液中心,后去美国,后至上海儿童医学中心
武文漫△	2001~2004	遗传性 FⅧ和FⅨ缺陷症的分子发病机制研究	美国
丁秋兰	2001~2004	遗传性凝血因子Ⅶ缺陷症的基因诊断及分子发病机制研究	瑞金医院
周荣富	2002~2005	遗传性 PC 和 AT 缺陷症的分子发病机制研究	南京鼓楼医院
王文斌	2002~2005	遗传性 FⅡ 和 FⅩ 缺陷症的分子发病机制研究	美国
谢 爽	2002~2005	遗传性出血性毛细血管扩张症的分子发病机制研究	上海普陀区中心医院
方 怡	2003~2006	遗传性纤维蛋白原缺陷症的分子发病机制研究	上海仁济医院
谢 飞	2003~2006	遗传性血管性血友病的实验诊断和分子发病机制研究	上海公司

姓 名	起止年月	论 文 题 目	毕业后去向
杨 芳*	2004～2007	遗传性蛋白S缺陷症的实验诊断和分子发病机制研究	吉林大学附一院
沈卫章*	2004～2007	血小板无力症分子发病机制和玉足海参糖胺聚糖抗血栓形成机制的研究	吉林大学附二院

*吉林大学代培博士研究生,△本校代培博士研究生。

(四) 协助培养研究生

协助下列导师培养硕士研究生(25名,其中1名为博士):

王振义教授:陈竺(1978～1981),陈赛娟(1978～1981),陈海铭(1981～1984),诸江(博士,1994～1997)。

王学锋教授:戴菁(2002～2005),蔡晓红(2002～2005),陆晔玲(2005～2008),陈华云(2005～2008),金佩佩(2004～2007),魏旭倩(2004～2007),董雷鸣(2006～2009),郁婷婷(2006～2009),黄丹丹(2007～2010),吴瑛婷(2007～2010),秦欢欢(2008～2011),邢志芳(2008～2011),姜林林(2009～

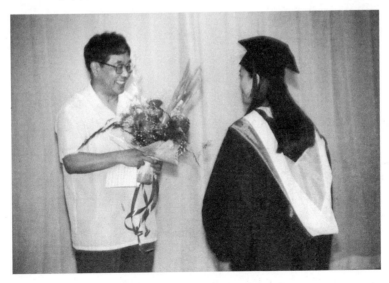

王鸿利接受毕业研究生代表献花

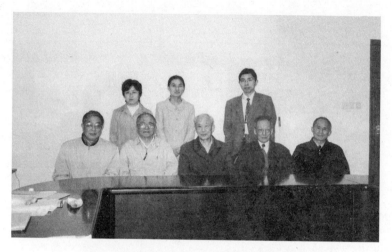

答辩老师与毕业研究生合影(左一为王鸿利)

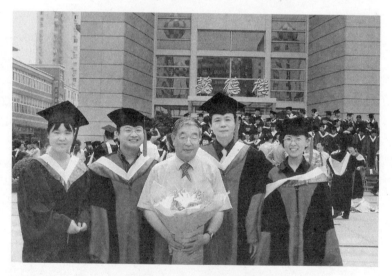

王鸿利(中)与毕业的研究生合影

2012),周景艺(2010～2013),游国岭(2010～2013),曹雅楠(2010～2013)。

丁秋兰教授:陈琼(2007～2010),周佳维(2008～2011),欧阳琦(2008～2011),夏燕(2009～2012),梁茜(2010～2013)。

代表性论文和摘要

发表论文660余篇,迄今被引用已达5000余次,其中被SCI收录49篇,第一作者86篇,通讯作者189篇。选择代表性的第一作者和通讯作者中文论著50篇和SCI论文25篇,分别排列如下。

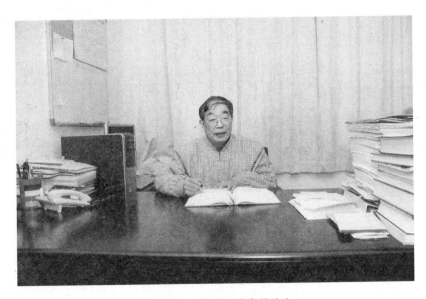

王鸿利在认真修改发表的论文

(一) 代表性中文论文(50篇)

1.《遗传性凝血因子Ⅶ缺陷症伴组织因子异常的研究》,丁秋兰,王学锋,许冠群,黄霞萍,胡翊群,武文漫,傅启华,王鸿利,王振义。《中华血液学杂志》,2006,27(3):150-153

【摘要】 目的:探讨1个遗传性凝血因子Ⅶ(FⅦ)缺陷症伴组织因子异常家系的临床出血机制。方法:用DNA直接测序法对先证者FⅦ及组织因子(TF)基因的全部外显子及其侧翼5'和3'非翻译区进行分析,寻找突变基因。反向测序证实所发现的突变。用RT-PCR及筑巢式PCR扩增先证者FⅦ eDNA,检测FⅦ基因大的缺失和(或)插入突变。对其家系成员作突变基因检测。结果:在先证FⅦ:基因启动子区检测到—55C-杂合突变。该突变来自先证者的母亲,其姐姐也带同样的杂合突变。其他家系成员的FⅦ基因未见突型。在先证者及所有家系成员的T基因中均发现9363C-T(Argl31Trp)杂合多态性,9363T基因杂合频率为2.63%。结论:首次报道先证者的临床出血与FⅦ杂合突变及TF的杂合多态性有关。

2.《多个短串联重复序列位点在遗传性出血性毛细血管扩张症基因诊断中的应用》,谢爽,王鸿利,王学锋,周荣富,王文斌,方怡,武文漫,王振义。《中华检验医学杂志》,2006,29(3):215-217

【摘要】 目的:建立一种遗传性出血性毛细血管扩张症(HHT)间接连锁分析方法进行基因定位,为进一步查找基因突变位点提供信息。方法:采用荧光标记PCR扩增技术、复合PCR技术和基因扫描的方法,对100名无关汉族个体的6个短串联重复序列(short tandem repeat,STR)进行多态性分析,对两个HHT家系38名成员6个STR位点进行多态性连锁分析和单倍型分析。结果:6个STR位点基因型分布均符合Hardy-Weinberg平衡(P>0.05),杂合度(H)大于0.723,多态信息含量(PIC)大于0.704。两个家系连锁分析结果表明,HHT与12号染色体的ALK-1基因紧密连锁。结论:选择的6个STR位点具有较好的多态性,结合基因扫描技术能够应用于HHT的间接连锁分析,该方法快速、准确、客观。

3.《玉足海参糖胺聚糖抗血栓形成研究》,沈卫章,周荣富,王学锋,丁秋兰,王鸿利。《中华血液学杂志》,2006,27(9):579-584

【摘要】 目的：研究玉足海参糖胺聚糖(GAG)抗血栓形成作用的机制。方法：分别用不同浓度的 GAG 与人血管内皮细胞株 EA. hy926 共孵育 24 h;GAG(10 mg/L)或肝素(10 U/mL)分别与 EA. hy926 细胞孵育不同时间,检测细胞培养上清中游离组织因子途径抑制物(TFPI)的抗原含量和活性水平;定量测定 EA. hy926 细胞内 TFPI mRNA 水平;观察细胞内、细胞表面 TFPI 荧光强度的变化。采用凝血酶、组织型纤溶酶原激活剂(t-PA)、氯化钙建立正常人混合血浆的体外凝块溶解实验,分别加入不同浓度的 GAG 和(或)凝血酶激活的纤溶抑制物(TAFI)特异的抑制剂羧基肽酶抑制物(CPI),观察凝块的凝固和溶解时间,以及 TAFI 相关的凝块溶解延滞(TRR)时间。结果：GAG 以浓度和时间依赖的方式促进内皮细胞 TFPI 的合成、表达和分泌。低浓度 GAG(0.1 mg/L 和 0.5mg/L)延长了血凝块的溶解时间,而较高浓度的 GAG(5 mg/L 和 10 mg/L)能够缩短血凝块的溶解时间。GAG 以浓度依赖的方式缩短 TRR。结论：GAG 促进血管内皮细胞 TFPI 的合成、表达和分泌,可以抑制 TAFI 功能,促进血栓的溶解。

4.《单细胞四重巢式荧光聚合酶链反应进行血友病 A 基因诊断和性别鉴定的研究》,方怡,陆小微,王学锋,冯云,王鸿利。《中华检验医学杂志》,2006,29(9):800-803

【摘要】 目的：建立快速有效检测血友病 A 基因诊断和性别鉴定的单细胞聚合酶链反应(PCR)方法。方法：联合 6 个与凝血因子Ⅷ(FⅧ)紧密连锁的 STR 位点(DXS15、DXS9901、G6PD、DXS1073、DXS1108 和 F8C ivsl3)通过多重荧光 PCR 进行正常人群多态性分析和血友病 A 家系基因诊断,从中选取杂合度和诊断率较高的 STR 位点联合性别位点牙釉蛋白基因(Amelogenin gene)建立单淋巴细胞多重巢式荧光 PCR 的检测方法。结果：选择了 3 个杂合度和诊断率较高的 STR 位点(F8C ivsl3、DXS1073 和 DXS15)联合性别位点建立了单细胞四重巢式荧光 PCR 的检测方法。

Amelogenin、DXS15、F8C ivsl3 和 DXS1073 在男性的单细胞扩增成功率分别为 94.3％、91.4％、100％ 和 100％，在女性为 100％、97.1％、97.1％ 和 97.1％。该女性的 DXS1073 和 DXS15 位点呈杂合子，均未发现等位基因脱失现象。扩增皆未发现假阳性和假阴性的情况。结论：建立的单细胞四重巢式荧光 PCR 方法快速有效，有望应用于临床血友病 A 非创伤性产前基因诊断。

5.《血管性血友病诊断与分型方法的建立和临床应用》，谢飞，王鸿利，王学锋，丁秋兰，方怡，戴菁，蔡晓虹，王振义。《中华检验医学杂志》，2006，29(9)：804 - 806

【摘要】 目的：建立系列的血管性血友病(vWD)筛查、诊断和分型的方法。方法：以Ⅲ型胶原包被微孔板，以辣根过氧化物酶(HRP)-免抗人血管性血友病因子(vWF) IgG 为检测抗体，建立 vWF 胶原结合试验(vWF：CB)；通过垂直式琼脂糖电泳、电转印和化学发光法对 vWF 多聚体进行分析。对可疑 vWD 患者测定血小板、出血时间、活化部分凝血活酶时间(APTT)、血小板聚集试验(RIPA)、FⅧ：C、vWF：RCo、vWF：Ag、vWF：CB，并进行多聚体分析。结果：所建 vWF：CB 线性范围广，灵敏度高，重复性好；所建多聚体琼脂糖电泳分析方法安全、敏感、解像度高。10 例可疑病例血小板均正常，大部分出血时间延长、APTT 延长、RIPA 反应低下、FⅧ：C 降低；vWF：RCo、vWF：Ag 含量和 vWF：CB 均不同程度降低；部分患者vWF：Ag/vWF：CB 比值＞2，中、高分子量 vWF 显著缺如。8 例患者可明确诊断为 vWD，其中 1 型 2 例、2A 型 4 例和 3 型 2 例。结论：本研究建立的方法和推荐的组合实验适合于绝大多数 vWD 患者的诊断和分型需要。

6.《新的双重杂合性 FV 基因突变导致的重型遗传性 FV 缺陷症》，周荣富，傅启华，徐修才，王文斌，武文漫，丁秋兰，谢爽，翟志敏，胡翊群，王学锋，吴竞生，王鸿利。《中华血液学杂志》，2005，26(3)：129 - 132

【摘要】 目的：对一个遗传性凝血因子Ⅴ(FV)缺陷症家系进行 FV 基因突变的检测。方法：用活化部分凝血活酶时间(APTT)，凝血酶原时间

(PT)及 FⅤ促凝活性(FⅤ：C)和 FⅤ抗原(FⅤ：Ag)测定进行表型诊断；用 PCR 法对先证者 FⅤ基因 25 个外显子及其侧翼序列进行扩增,PCR 产物纯化后直接测序。检测其基因突变。突变位点经限制性内切酶分析证实：结果：先证者 APTT249.2 s、PT46.6 s、TT17.9 s、Fg3.42 g/L、FⅤ：C 0.1%、FⅤ：Ag 1.5%、FⅡ：C 99%、FⅦ：C 110%、FⅧ：C 95%、FⅨ：C 88%、FⅩ：C 120%、vWF 121%；FⅤ外显子区共发现 4 个与基因文库 Z99572 序列不同的位点,其中位于 exon 13 区的杂合性 2238~2239 delAG 导致移码突变和终止密码子的提前出现(Asp689stop),位于 exon 23 区的杂合性 G6410T 错义突变导致 Gly2079Val 家系分析表明前者遗传于母亲,后者遗传于父亲。结论：2238~2239 delAG 导致的移码突变和 G6410T 导致的错义突变,是导致先证者 FⅤ缺陷的原因。这是 2 个导致遗传性 FⅤ缺陷症的新的 FⅤ基因突变位点。

7.《凝血因子Ⅺ基因内含子区受位剪切位点突变导致的遗传性凝血因子Ⅺ缺陷症》,谢爽,王鸿利,王学锋,武文漫,周荣富,王文斌,胡翊群,王振义.《中华血液学杂志》,2005,26(3)：144－147

【摘要】 目的：探讨一个遗传性凝血因子Ⅺ(FⅪ)缺陷症患者及其家系成员中 FⅪ基因突变。方法：用自动凝血仪检测患者及其家系成员凝血酶原时间(PT)、活化部分凝血酶原时间(APTT),一期法检测血浆 FⅪ、FⅤ、FⅦ、FⅧ、FⅨ、FⅫ活性；采用 ELISA 法检测血浆 FⅪ：Ag 以外周血中抽提的基因组 DNA 为模板,PCR 扩增 FⅪ基因的所有外显子及其侧翼序列,用直接测序的方法查找突变以 RT－PCR 检测患者 FⅪ mRNA 的水平,分析突变对 FⅪ mRNA 剪切造成的影响。结果：患者及部分家系成员 APTT 延长,先证者及其兄血浆 FⅪ：C、FⅪ：Ag 均低于正常人的 10%,其父母血浆 FⅪ：C、FⅪ：Ag 均低于正常人的 50%。基因测序结果表明 FⅪ基因内含子 10 3'端 4 个碱基缺失(IVS J－4 del gttg),先证者及其兄为纯合突变,其父母及侄女、外甥均为杂合型。在患者外周血中未能检测到 FⅪ mRNA。结论：该突变导致 FⅪ mRNA 不能正常剪切,引起 FⅪ转录本质和量的改变,不能合成正常的 FⅪ，是导致该遗传性 FⅪ 缺陷症家系成员发病的分子遗传学基础。

8.《一个纤维蛋白原 γ 链 Arg275His 突变导致的遗传性异常纤维蛋白原血症家系》，方怡，王学锋，傅启华，武文漫，丁秋兰，戴菁，周荣富，王文斌，谢爽，王鸿利。《中华医学遗传学杂志》，2005，22(2)：201－203

【摘要】 目的：对一个遗传性异常纤维蛋白原血症家系进行表型和基因型分析。方法：采集家系 3 代 5 人外周血，吸取上层血浆用血凝仪检测活化部分凝血酶原时间、凝血酶原时间、凝血酶时间、蛋白 C 活性、蛋白 S 活性和抗凝血酶活性，纤维蛋白原活性和抗原分别用 Clauss 法和免疫比浊法进行检测。以常规酚-氯仿法抽提家系所有成员外周血基因组 DNA。PCR 扩增纤维蛋白原基因 FGA、FGB 和 FGG 所有外显子及其侧翼序列，PCR 产物纯化后直接测序以检测基因突变。结果：先证者活化部分凝血酶原时间、凝血酶原时间正常，凝血酶时间超出正常上限值 2 倍以上，纤维蛋白原活性明显下降。抗原也低于正常范围，且活性显著低于抗原；其母表型检测结果与之相似。基因分析显示先证者呈纤维蛋白原 FGG 基因第 8 外显子 g.5678 G＞A 杂合碱基置换，导致 Arg275His 错义突变。该突变来源于母系。结论：纤维蛋白原 γ 链 Arg275His 杂合错义突变是引起该家系异常纤维蛋白原血症的原因。

9.《抗凝血酶基因 G13328A 杂合突变导致血栓形成》，周荣富，时国朝，傅启华，王文斌，谢爽，戴菁，丁秋兰，胡翊群，王学锋，邓伟吾，王鸿利。《中华血液学杂志》，2005，26(11)：661－664

【摘要】 目的：对 1 个遗传性抗凝血酶(AT)缺陷症家系进行 AT 抗原(AT：Ag)、活性(AT：A)和基因突变检测并对该突变导致的 AT 结构和功能的变化进行研究。方法：采用免疫比浊法和发色底物法分别检测 AT：Ag 和 AT：A，用 PCR 法对先证者 AT 基因的 7 个外显子及其侧翼内含子序列进行扩增，PCR 产物纯化后直接测序，检测其基因突变根据基因检测结果，对家系成员相应外显子进行 PCR 扩增，扩增产物直接测序用大引物法构建突变的 AT 表达质粒并瞬时转染 COS－7 细胞，用 ELISA 法检测细胞培养上清液和细胞内提取物中 AT：Ag。结果：先证者的 AT：Ag 和 AT：A 分别为 179 mg/L 和 42.3％为 I 型 AT 缺陷；AT 基因测序显示在 AT 外显子 6 区存在 G13328A 杂合突变，导致 Ala(GCC)404－Thr(ACC)对家系成员进行的基因测序显示有 3 人(Ⅱ2、Ⅱ3、Ⅲ2)存在该突变。突变质粒在细胞培养上清液和细胞内的 AT：Ag 分别为正常人的 40％和 68％。结论：该家系为 I 型遗传性 AT 缺陷症；G13328A 杂合突变是导致先证者血栓形成的原因。

10.《两种凝血因子Ⅹ新基因突变的异位转录和体外表达研究》，王文斌，傅启华，丁秋兰，胡翊群，王学锋，王鸿利。《中华检验医学杂志》，2005，28(11)：1126－1130

【摘要】 目的：探讨遗传性凝血因子Ⅹ(FⅩ)缺陷症的分子发病机制。方法：对在一个遗传性凝血因子Ⅹ(FⅩ)缺陷症家系中发现的两种 FⅩ 基因新突变剪接位点突变 IVS1＋1G＞A 和错义突变 Arg347His，分别进行异位转录和体外表达的研究，通过逆转录反应结合巢式 PCR 扩增的方法，检测患者外周血中的 FⅩ 异位转录产物。针对 Arg347His 突变，将野生型 FⅩcDNA 克隆至真核细胞表达载体，定点突变构建 Arg347His 突变质粒。然后将野生型质粒和突变体质粒分别转染 HEK293 细胞，采用一期法检测细胞培养液中的 FⅩ 活性；采用 ELISA 检测分别细胞裂解液和细胞培养液中的 FⅩ 抗原含量。结果：对于 IVS1＋1G＞A 突变，逆转录结合巢式 PCR 的产物经克隆后测序只检测到了正常的转录本，而没有发现异常转录本，原因可能是由于 IVS1＋1G＞A 导致了终止密码的提前出现，从而致使异常转录的 mRNA 在体内很快被降解。对于 Arg347His 错义突变，真核细胞表达结果发现，Arg347His 突变并没有影响 FⅩ 蛋白的合成分泌，但突变质粒转染的细胞所分泌的 FⅩ 蛋白促凝活性明显下降。结论：异位转录和体外表达的实验进一步证实了 IVS1＋1G＞A 和 Arg347His 是导致本家系先证者表现 FⅩ 缺陷症的原因。IVS1＋1G＞A 突变导致了异常转录的 mRNA 在体内被很快降解；Arg347His 突变显著降低了 FⅩ 的促凝活性。

11.《中国汉族血友病 B 家系五种的 FIX 基因突变的研究》，戴菁，刘湘帆，王学锋，傅启华，王文斌，丁秋兰，王鸿利。《中华检验医学杂志》，2005，28(11)：1117-1119

【摘要】 目的：探讨中国汉族无关血友病 B 家系先证着的凝血因子IX基因的突变和发病的分子机制。方法：对 19 例中国汉族无关血友病 B 家系先证者，静脉采集各家系先证者外周血，表型诊断诊断后，用 PCR 对 FIX 8 个外显子及其侧翼序列进行扩增，用末端标记双脱氧法检测核酸序列。结果：19 例血友病 B 家系先证者均检测到相应的基因序列的改变。结论：19 例中国汉族无亲缘关系的血友病 B 家系先证者 FIX 基因在编码外显子的核苷酸部位均发现有基因突变，其中发现五种新的突变，即 6444T→A(Cys23Stop)；10497G→C(Cys82Ser)；31101G→T(Arg327Ile)；31102InsertT；30984T→G(Ile288Ser)为国际上首次报道。

12.《原位肝移植止血和凝血功能变化的研究》，王学锋，黄健，许冠群，璩斌，黄霞萍，王鸿利。《中华器官移植杂志》，2004，25(6)：339-341

【摘要】 目的：探讨原位肝移植止血和凝血功能的变化。方法：测定肝移植术前、术中血小板、凝血、抗凝及纤溶系统系列指标，观察其变化规律。结果：术中活化部分凝血活酶时间(APTT)、凝血酶原时间(PT)、凝血酶时间(TT)延长，血小板计数(PLT)、多数凝血因子活性降低、抗凝血酶(AT)、纤溶酶原(PLG)、纤溶酶原激活物抑制剂-1(PAI-1)、α_2 抗纤溶酶(α_2-AP)水平降低，组织型纤溶酶原激活物(t-PA)、纤溶酶-抗纤溶酶复合物(PAP)、凝血酶-抗凝血酶复合物(TAT)水平升高。与术前相比，新肝期各种改变更显著。结论：整个原位肝移植手术过程中，凝血与抗凝功能减低，无肝期与新肝期纤溶功能亢进。

13.《遗传性凝血因子 V 缺陷症的实验室诊断》，刘立根，傅启华，王鸿利，周荣富，王文斌，丁秋兰，武文漫，胡翊群，王学锋，王振义。《中华检验医学》，2004，27(2)：93-96

【摘要】 目的：探讨遗传性凝血因子 V(FV)缺陷症家系的实验室诊断

和分子发病机制。方法：对1个FV缺陷症家系进行研究，采用活化部分凝血活酶时间（APTT），凝血酶原时间（PT）及FV促凝活性（FV：C）和FV抗原（FV：Ag）测定进行表型诊断，用PCR法对先证者FV基因25个外显子及其侧翼序列进行扩增，PCR产物纯化后直接测序，检测其基因突变，通过cDNA测序分析剪切位点突变引起编码序列的变化。结果：先证者APTT 123 s，PT 43.3 s，FV：C 1.6%，FV：Ag 7.2%。基因分析发现，先证者第8内含子受点发生AG→GG突变；cDNA分析发现该突变导致剪切位点前移24bp，即在编码序列中，于第8外显子和第9外显子间插入了24bp，插入序列未引起读码框架漂移使编码的FV蛋白插入了8个氨基酸。结论：先证者为Ⅰ型遗传性FV缺陷症，第8内含子3'端剪切位点突变引起编码序列24bp插入是导致该例先证者发生FV缺陷症的分子机制。

14.《非经典的剪接位点（ⅣS1a+5g＞a）及His348Gln双杂合突变导致的遗传性凝血因子Ⅶ缺陷症》，丁秋兰，王鸿利，王学锋，王明山，傅启华，武文漫，胡翊群，王振义。《中华血液学杂志》，2004,139-142

【摘要】 目的：探讨遗传性凝血因子Ⅶ（FⅦ）缺陷症分子发病机制。方法：检测凝血指标以明确诊断；用DNA直接测序法对患者FⅦ基因的全部外显子和其侧翼以及3'、5'非翻译区进行分析，寻找基因突变，对有突变的序列反向测序证实；发生在非经典的剪接位点突变用外周血单个核细胞异位转录的RT-PCR方法确定其剪接方式。结果：患者在8号外显子10961位发生T→G杂合突变，导致348位His被Gln替代；在1号内含子5'端的非经典的剪接位点有Ggtgcg＞Ggtgca（ⅣS1a+5g＞a）杂合突变，RT-PCR结果揭示剪接过程中去除了2号外显子，却把3号内含子包含进去，在3号外显子起始处出现了移码突变，编码与原来氨基酸完全不同的9个氨基酸后出现了终止信号，产生了一个只有30个氨基酸组成的截短型蛋白。结论：患者FⅦ基因中发现了两种杂合突变（10961位T→G、ⅣS1a+5g＞a），其中后一种非经典的剪接位点突变导致的异常剪接方式为国际首次报道。

15.《两个遗传性凝血因子Ⅺ（FⅪ）缺陷症家系FⅪ基因突变分析》，武文漫,丁秋兰,王学锋,傅启华,王文斌,戴菁,方怡,周荣富,谢爽,胡翊群,沈志祥,王鸿利,王振义。《中华血液学杂志》,2004,25(3):132－135

【摘要】 目的:检测两个中国汉族人遗传性凝血因子Ⅺ缺陷症家系中FⅪ基因的突变。方法:检测先证者及家系成员血浆 FⅪ:C 及 FⅪ:Ag,并以其外周血单个核细胞中提取的基因组 DNA 为模板,PCR 扩增 FⅪ基因的所有外显子及其侧翼内含子序列,用 DNA 测序仪检测 FⅪ的基因突变。结果:在两个家系中共发现三种基因突变,Trp228stop、Glu323Lys 和 Leu172Pro,均为杂合型,且 Leu172Pro 为两个家系所共有。结论:三种 FⅪ基因突变 Trp228stop、Glu323Lys 和 Leu172Pro 是导致中国人遗传性FⅪ缺陷的分子发病机制之一,突变 Leu172Pro 为国际首次发现。

16.《凝血因子Ⅹ基因两种新的突变导致的遗传性凝血因子Ⅹ缺陷症》,王文斌,王鸿利,王学锋,傅启华,周荣富,谢爽,胡翊群,王振义。《中华血液学杂志》,2004,25(9):519－522

【摘要】 目的:探讨 1 个遗传性凝血因子Ⅹ(FⅩ)缺陷症家系的分子发病机制。方法:测定活化部分凝血活酶时间、凝血酶原时间、FⅩ促凝活性以及 FⅩ抗原进行表型诊断;用 PCR 方法对先证者的 FⅩ基因 8 个外显子及其侧翼序列和 5'端非翻译区(5－UTR)序列进行扩增,产物纯化后直接测序检测其基因突变。应用等位基因特异性 PCR 验证测序所发现的突变。结果:先证者表型诊断为 FⅩ缺陷症(Ⅱ型);FⅩ基因分析发现 2 个杂合突变:第 1 内含子 5'端剪接位点供位 GT→AT(IVS1＋1G→A)和第 8 外显子 1185G→A(Arg347His)。结论:双重杂合性突变 IVS1＋1G→A 和 Arg347His 是导致该例遗传性 FⅩ缺陷症的原因。

17.《纤溶酶-α₂ 抗纤溶酶复合物检测方法的建立和初步临床应用》,李建新,王红,杭勤,郑佐娅,罗伟,李稻,王鸿利。《中华检验医学杂志》,2004,27(6):381－384

【摘要】 目的:制备纤溶酶-抗纤溶酶复合物(PAP)的单克隆抗体(mAb)。方法:以从血浆中纯化的 PAP 免疫 BALB/c 小鼠。按常规方法融合,以固相等分子浓度的纤溶酶原、α_2 抗纤溶酶(α_2 - AP)及 PAP 为抗原,建立间接 ELISA 筛选杂交瘤细胞培养上清,并对杂交瘤细胞分泌的 mAb 的特异性和亲和力进行鉴定。结果:共获得 24 株可稳定分泌特异性 mAb 的杂交瘤细胞。其中,针对 PAP 分子中纤溶酶结构的 mAb 16 株,针对 α_2 - AP 结构的 mAb 1 株,针对新抗原(PAP 分子中新出现的不同于前体分子纤溶酶原及 α_2 - AP 的抗原决定簇)结构的 mAb 7 株。这些腹水中抗 PAP mAb 的滴度为 $2 \times 10^{-4} \sim 1 \times 10^{-8}$,其中 4 株 mAb 的亲和常数为 $5.62 \times 10^{-9} \sim 3.58 \times 10^{-11}$ mol/L 之间。结论:成功地制备针对 PAP 新抗原的具有高亲和力的 mAb,为建立不受其前体分子干扰的 PAP 特异性检测方法,研究纤溶系统的激活状态提供了工具。

18.《两个特殊血友病 A 患者家系的基因诊断》,王学锋,戴菁,傅启华,方怡,武文漫,丁秋兰,樊绮诗,王鸿利。《中华检验医学杂志》,2004,27(7):408－410

【摘要】 目的:探讨特殊血友病 A(HA)家系的基因诊断。方法:用内含 22 倒位检测及 FⅧ基因内外 4 个位点的多态性进行遗传连锁分析;用核酸直接测序法对 FⅧ各外显子及其侧翼序列进行检测。结果:家系 1 先证者表型为重型 HA,FⅧ内含子 22 倒位检测及 FⅧ基因内外 4 个位点的多态性遗传连锁分析未获得诊断信息;直接核酸测序证实先证者及其妹 FⅧ基因 24 号外显子第 2209 位氨基酸存在 R2209Q 错义突变,后者胎儿 DNA 检测为正常男性。家系 2 中 HA 先证者已去世,一名要求做携带者检测的女性表型正常,内含子 22 倒位检测及直接核酸测序没有发现基因缺陷,用 FⅧ基因内外 4 个位点的多态性遗传连锁分析均显示该成员未携带血友病 A 基因。结论:联合应用直接核酸测序法及多态性遗传连锁分析可以对特殊血友病 A 家系进行基因诊断。

19.《恶性肿瘤止血凝血分子标志物转录的临床研究》,吴方,璩斌,王学锋,杨晨敏,王鸿利。《中华内科杂志》,2004,43(11):837－840

【摘要】 目的:检测胃肠道恶性肿瘤止凝血分子标志物血浆含量及

mRNA水平,探讨其与肿瘤浸润、播散的关系及检测的临床意义。方法:采用逆转录实时定量 PCR 技术检测 29 例胃癌、23 例肠癌患者组织中组织因子(TF)、组织型纤溶酶原激活剂(t-PA)、尿激酶型纤溶酶原激活剂(u-PA)mRNA水平;用 ELISA 法同步检测患者血浆止凝血分子标志物含量,包括 TF、凝血酶抗凝血酶复合物(TAT)、t-PA、u-PA、u-PA 受体(u-PAR)、纤溶酶-抗纤溶酶复合物(PAP)等。结果:术前恶性肿瘤组织血浆 TF、TAT、u-PA、u-PAR、PAP 含量均较正常对照明显升高($P<0.05$);其中,有局部浸润、淋巴结肿大、远处脏器转移者 u-PA、u-PAR 升高更为显著($P<0.01$);TF、u-RNA 在肿瘤细胞表达显著增高($P<0.01$),而 t-PA mRNA($P>0.05$)则减少。结论:凝血、纤溶功能亢进是胃肠道恶性肿瘤细胞易播散、浸润的主要原因之一。t-PA mRNA 的表达可能为组织分化较好的特征。逆转录实时定量 PCR 技术,使 TF、u-PA mRNA 有望作为胃肠道恶性肿瘤病情监测指标而用于临床。

20.《2 种新的凝血因子 V 基因突变导致的遗传性凝血因子 V 缺乏症》,傅启华,王鸿利,王明山,丁秋兰,武文漫,胡翊群,王学锋,王振义。《中华医学杂志》,2003,83(4):312-315

【摘要】 目的:对一个遗传性凝血因子 V 缺乏症家系进行凝血因子 V(FV)基因突变的检测。方法:经用活化部分凝血活酶时间(APTT),凝血酶原时间(PT)及 FV 促凝活性(FV:c)和 FV 抗原(FV:Ag)测定进行表型诊断;用 PCR 法对先证者(女 16 岁)的 FV 基因 25 个外显子及其侧翼序列进行扩增,PCR 产物纯化后直接测序,检测其基因突变。突变位点经限制性内切酶分析证实。108 名健康献血者作对照。结果:先证者 APTT 126.6 s、PT 42.8 s、FV:C 0.3%、FV:Ag 1.3%、FⅦ:C,FⅧ:C,FⅨ:C,FⅩ:C 和 Fbg 均在正常范围内;FV 外显子区共发现 5 个与 Gene Bank Z99572 序列不同的位点,其中突变位点为位于第 8 外显子区的 G1348T 和位于第 14 外显子区的 4887-8delG。家系分析表明前者遗传于父亲,后者遗传于母亲。结论:G1348T 引起的错义突变和 4887-8delG 引起的移码突变是导致先证者FV缺乏的原因。这是2个导致遗传性FV缺乏症的新的FV基因突变位点。

21.《两种新的无义突变 Trp228stop 和 Trp383stop 导致的遗传性凝血因子Ⅺ缺陷症》,武文漫,王鸿利,王学锋,储海燕,傅启华,丁秋兰,胡翊群,沈志祥,王振义。《中华血液学杂志》,2003,24(3):126–129

【摘要】 目的:检测遗传性凝血因子Ⅺ(FⅪ)缺陷症患者家系中FⅪ基因的突变。方法:检测先证者及其家系成员血浆 FⅪ:C 及 FⅪ:Ag,并以其外周血单个核细胞中提取的基因组 DNA 为模板,PCR 扩增FⅪ基因的所有外显子及其侧翼内含子序列,用 DNA 测序仪检测 FⅪ的基因突变。结果:FⅪ基因第 7 号外显子和第 11 号外显子编码 228 位和 383 位氨基酸的碱基发生无义突变 TGG→TGA(Trp228stop),TGG→TAG(Trp383stop),均为杂合型。结论:此两种基因突变可能是导致患者 FⅪ 缺陷的分子发病机制。

22.《纯合子 Thr359Met 导致的遗传性凝血因子Ⅶ缺乏症家系分析》,储海燕,王鸿利,丁秋兰等。《中华血液学杂志》,2003,24(3):134–138

【摘要】 目的:探讨一个遗传性 FⅦ缺乏症家系的基因突变模型。方法:检测 FⅦ:Ag,FⅦ:C,FⅦa,并对缺陷进行分型;用 DNA 直接测序法对先证者及其家庭成员 FⅦ基因的全部外显子及其侧翼进行分析;用蛋白质分子模型模拟软件对基因突变的生物结构病理学进行分析。结果:先证者FⅦ基因外显子 8 的 11514 位为纯合子 C→T 导致氨基酸 Thr359Met;父母与及其子均为杂合子 Thr359Met;Thr359Met 导致 CRM$^-$型缺陷;蛋白质空间构型模拟分析发现,Thr359Met 导致蛋白质空间构型发生改变,有较大侧链的 Met 置换了 Thr 后引起空间位阻,同时氢键数目也发生改变。结论:该遗传性 FⅦ缺乏症家系为纯合子错义突变 Thr359Met;推测此突变影响了蛋白质分子的空间构型,从而生异常 FⅦ蛋白的功能。

23.《双重杂合性突变 Arg304Gln 和 Arg304Trp 导致的遗传性凝血因子FⅦ缺陷症》,丁秋兰,王鸿利,王学锋,王明山,傅启华,武文漫,胡翊群,王

振义.《中华医学遗传学杂志》,2003,20(4):279-283

【摘要】 目的:探讨1例遗传性凝血因子Ⅶ(coagulation factor Ⅶ, FⅦ)缺陷症及其家系基因突变的类型。方法:检测凝血指标以明确诊断;用 DNA直接测序法对先证者及其家庭成员FⅦ基因的全部外显子和其侧翼以 及启动子进行分析,寻找基因突变;将含突变序列克隆人pGEMT-easy质粒 载体中,对所得的两条染色体相应序列分别测序,以确定不同突变在染色体 上的分布。应用限制性内切酶MspⅠ对先证者及家系成员相应基因片段进 行酶切分析,证实测序所发现的突变。结果:先证者在第8外显子上有两种 基因突变:11348位C-T突变和11349位G-A突变。pGEMT-easy质粒 克隆测序结果显示上述两种突变位于不同的染色体上。为不同染色体同一 编码区Arg(CGG)304Trp(TGG)和Arg(CGG)304Gln(CAG)双重杂合性突 变。其父亲、母亲分别为11349位G-A和11348位C-T杂合突变;其弟弟 FⅦ基因为正常野生型;其哥哥和先证者的3个子女均为杂合性突变。聚合 酶链反应辅助限制性酶切证实了先证者及其家系成员的基因突变。结论: 先证者FⅦ基因突变为不同染色体同一编码区Arg304Trp和Arg304Gln双 重杂合性突变,此种突变类型的组合尚属首例。

24.《Glu29→Gly纯合子突变导致的遗传性凝血酶原缺乏症》,王文斌, 王学锋,王鸿利,黄成垠,方怡,傅启华,周荣富,谢爽,丁秋兰,武文漫,胡翊 群,王振义.《中华血液学杂志》,2003,24(9):449-451

【摘要】 目的:对一个遗传性凝血酶原缺陷症家系进行凝血酶原(FⅡ) 基因突变的检测。方法:用活化部分凝血活酶时间(APTT),凝血酶原时间 (PT)及FⅡ促凝活性(FⅡ:C)、FⅡ抗原(FⅡ:Ag)测定进行表型诊断;用 PCR法对先证者的FⅡ基因14个外显子及其侧翼序列和5'端非翻译区 (5' UTR)、3'端非翻译区(3' UTR)序列进行扩增,PCR产物纯化后直接测 序,检测其基因突变。家系成员DNA在先证者FⅡ基因突变区域扩增后测 序。突变位点经限制性内切酶分析证实。103例健康献血者作对照。结果: 先证者表型诊断为凝血酶原缺陷症(1型);FⅡ外显子区共发现3个与文献报道的 FⅡ基因序列不同的位点,其中位于第 2 外显子区的为纯合突变 A601G。家系分析表明先证者父亲、母亲和外祖母均为 A601G 杂合子。结论:纯合错义突变 A601G 引起的 Glu29→Gly 是导致本例遗传性凝血酶原缺陷症的原因。这在国际上首次报道。

25.《聚酰胺-胺型树枝状聚合物介导人凝血因子Ⅷ的体外高效稳定表达》,康文英,王鸿利,王学锋,王红,王丛珠,傅启华,丁秋兰,武文漫,方怡,段宝华。《中华血液学杂志》,2003,24(9):464-466

【摘要】 目的:应用纳米材料聚酰胺胺型(PAMAM)树枝状聚合物,逆病毒基础的质粒载体复合体,在表达水平、持续时间和细胞毒性三方面进行血友病 A 基因治疗的体外研究。方法:PAMAM 树枝状聚合物与含 B 区缺失(760aa~1639aa)人 FⅧ cDNA(FⅧ BD cDNA)的以逆病毒为框架的重组表达质粒载体 pLNC-FⅧ BD 形成复合体后,转染 NIH3T3 细胞系,于转染后第 2、5、10、15、30 d 留取细胞培养上清,分别采用一期法和 ELISA 法检测其中人 FⅧ的凝血活性(FⅧ:C)和抗原含量(FⅧ:Ag),并应用RT-PCR方法检测细胞中 FⅧ BD cDNA 的转录,以细胞生长抑制率来表示 PAMAM 的细胞毒性。结果:PAMAM 载体介导的人 FⅧ的体外表达可持续 30 d,24 h 内每 ml 细胞上清中 10^6 细胞表达 FⅧ:C 平均为 0.929 U,FⅧ:Ag 平均为 0.188 μg,期间 FⅧ表达未见降低;PAMAM 的细胞生长抑制率为 5.32%。结论:PAMAM 能够有效介导逆病毒基础的质粒载体 pLNC-FⅧ BD 转染靶细胞,并维持高效稳定表达,且 PAMAM 的细胞毒性较低。

26.《血友病的携带者与产前分子诊断》,王学锋,刘元昉,刘湘帆,储海燕,方怡,樊绮诗,王鸿利。《中华检验医学杂志》,2003,26(9):540-542

【摘要】 目的:建立一种简便、快速的血友病携带者检测与产前诊断体系。方法:用聚合酶链反应(PCR)方法分别检测 FⅧ内含子 22 倒位及血友病 A 家系中 FⅧ基因内的 Bcl I 位点、内含子 13 和 22 中 STR 和 FⅧ基因外的 DXS 52(ST14)位点的多态性;对血友病 B 家系检测 FⅨ基因外 6 个 STR 位点(DXS1192、DXS1211、DXS8094、DXSS013、DXS1227、DXS102)的多态性。结果：综合应用直接检测倒位和遗传连锁分析。21 个血友病 A 家系的可诊断率为 94.7%；联合 F Ⅸ 基因外 6 个 STR 位点对血友病 B 家系进行遗传连锁分析，使 10 个家系全部得到诊断。结论：F Ⅷ 内含子 22 倒位检测阳性，可以直接诊断血友病 A 的携带者及患儿；检测 F Ⅷ 基因内、外及 F Ⅸ 基因外多个位点的多态性并进行遗传连锁分析，是血友病携带者检测与产前诊断的简便、快速的方法。

27.《蛋白 C 基因 C5498T 致 Ⅰ 型遗传性蛋白质 C 缺陷症》，周荣富，王鸿利，傅启华，王文斌，武文漫，丁秋兰，谢爽，胡翊群，王学锋，王振义。《中华医学杂志》，2003，83(19)：1694 - 1697

【摘要】 目的：对一个遗传性 Ⅰ 型蛋白 C (PC)缺陷症家系进行基因突变的检测。方法：分别用 ELISA 和发色底物法测定血浆蛋白 C 活性和抗原。用 PCR 法对先证者 PC 基因的 9 个外显子及其侧翼、内含子 2 序列进行扩增，PCR 产物纯化后直接测序，检测其基因突变。突变位点经限制性内切酶分析证实。结果：先证者的蛋白 C 活性和抗原分别为 26% 和 1.43 g/L。先证者表现为 PC 基因外显子 3 区杂合错义突变 C5498T，引起 Arg15→Trp。在基因启动子区存在 2405C/T、2418A/G、2583A/T 多态性。结论：该突变导致遗传性 Ⅰ 型 PC 缺陷症。

28.《重型遗传性凝血因子 Ⅶ 缺陷症家系分子遗传学分析》，丁秋兰，王鸿利，王学锋，王明山，傅启华，武文漫，胡翊群，王振义。《中华内科杂志》，2003，42(10)：692 - 696

【摘要】 目的：探讨遗传性凝血因子 Ⅶ (F Ⅶ)缺陷症家系基因突变的类型。方法：检测凝血和止血指标以明确诊断；用 DNA 直接测序法对先证者及其家庭成员 F Ⅶ 基因的全部外显子及其侧翼、5' 和 3' 非翻译区进行分析；将含杂合缺失突变外显子克隆人 pMD18 - TTA 克隆载体中，对来自父母的两条染色体的相应序列分别测序。应用限制性内切酶 StuI、MspI 进行酶切分析。结果：先证者 F Ⅶ 的 6 号、8 号外显子分别发现了 1 个错义杂合突变：9482 位 G→T，导致 Arg(CGA)152 被 Leu(CUG)替代；11348 位 C→T 突变,导致 Arg(CGG)304Trp(UGG)突变;克隆的 pMD18‐TTA 克隆载体测序结果显示一个杂合缺失:在 11487~9 位(CCC)缺失一个 C,引起框移突变(已证实,后两种杂合突变均来自母亲),使 351 位 His 变为 Thr,在其后编码与正常氨基酸序列完全不同的 6 个氨基酸后出现了翻译终止密码。其中,先证者 Arg152Leu 杂合突变来自父亲,其祖父具有相同的杂合突变,父亲还含有 Arg353Gln 杂合多态性;其祖母为 Arg304Trp 杂合突变且含有 Arg353Gln 杂合多态性;姑姑和大伯分别为 Arg353Gln 杂合多态性和 Arg304Trp 杂合突变。PCR 辅助限制性酶切证实了先证者及其家系成员的两种错义突变。结论:在该例家系中发现 Arg304Trp、Arg 152Leu、11487~9 位(CCC)缺失一个 C 三种杂合性突变,其中后两种突变为国际首次报道。

29.《一个遗传性无纤维蛋白原血症家系的基因分析》,方怡,王学锋,王鸿利,傅启华,武文漫,丁秋兰,戴菁,胡翊群,王振义。《中华医学杂志》,2003,83(23):2054‐2058

【摘要】 目的:对一例遗传性无纤维蛋白原血症家系进行基因分析。方法:用 PCR 法对该家系先证者纤维蛋白原基因 FGA、FGB 和 FGG 的所有外显子及其侧翼序列进行扩增,PCR 产物纯化后直接测序,检测其基因突变。结果:先证者呈纤维蛋白原 FGA 基因 g.1892‐1899 位 AGTA/GTAA 4bp 和 g.1978‐3215 位 1238bp 复合杂合缺失。结论:纤维蛋白原 FGA 基因复合杂合缺失是引起该家系先证者无纤维蛋白原血症的原因。

30.《遗传性凝血因子ⅩⅢ缺陷症分子机制的研究》,段宝华,王鸿利,王学锋,胡翊群,储海燕,王红,尹俊,郭雪梅,傅启华,武文漫,丁秋兰,方怡,王文斌,周荣富,康文英,谢爽,王振义。《中华医学杂志》,2003,83(24):2158‐2162

【摘要】 目的:研究两种遗传性凝血因子(FⅩⅢ)A 基因的缺陷(FⅩⅢ A Arg 77→Cys,Ser 413→Trp)以了解其致病的分子机制。方法:构建正常人 FⅩⅢ A 重组表达质粒(Wt‐PCI/FⅩⅢ A),通过定点突变获得上述 2 种突变的 FⅩⅢ A 重组表达质粒(mut‐PCI/FⅩⅢ A),并分别将它们转染到 COS7 细胞表达，PCR、RT‐PCR 和 Western 印迹检测转染细胞中人 FⅩⅢ A 的 DNA 水平、RNA 水平及其蛋白质的表达量。用脉冲追踪试验追踪人 FⅩⅢ A 蛋白在细胞内的变化。通过生物素化戊胺的掺入检测细胞内、外人 FⅩⅢ A 的活性。结果：Wt‐PCI/FⅩⅢ A 和 Mut‐PCI/FⅩⅢ A 稳定转染的 COS7 细胞内 FⅩⅢ A 在 RNA 水平表达量相同；而两种Mut‐PCI/FⅩⅢ A 转染的细胞内未检测到人 FⅩⅢ A 蛋白质，且蛋白活性 Ser 413→Trp 突变者仅为正常的 8.7%，Arg 77→Cys 0%。用脉冲追踪法显示正常 FⅩⅢ A 蛋白质各时间点含量无减少，而两种突变的人 FⅩⅢ A 在0.5 h和1 h 虽存在，但很快消失。结论：两种 FⅩⅢ A 基因突变导致 FⅩⅢ A 在细胞内不稳定，迅速被降解，从而 FⅩⅢ A 蛋白量减少和活性丧失。

31.《三个遗传性 FⅦ 缺乏症家系的缺陷机制分析》，璩斌，储海燕，王鸿利，王学锋，郭雪梅，康文英，段宝华，尹俊。《中华中医结合杂志》，2003，4(8)：1121‐1125

【摘要】 目的：探讨三个遗传性 FⅦ 缺乏症家系成员的缺陷机制。方法：检测 PT、APTT、Fg、FⅡ、FV、FⅦ、FⅨ、FⅩ 等出凝血指标以明确诊断；检测 FⅦ：Ag、FⅦ：C、FⅦ以鉴别缺陷类型；用 DNA 直接测序法对外显子及其侧翼进行分析，寻找基因突变。利用蛋白质分子模型模拟软件对基因突变的生物结构病理学进行分析。结果：所有成员的 APTT、Fg、FV：C、FⅧ：C、FⅨ：C、FⅩ：C 均位于正常值范围内，患者的 PT 极度延长；FⅦ：C、FⅦ：Ag、FⅦa 均显著下降。家系其他成员的 PT 延长或正常，FⅦ：C、FⅦ：Ag 和 FⅦa 可降低或正常。FⅦ：C、FⅦ：Ag、FⅦa 均成比例改变。在 3 个家系中发现三种基因突变，分别为双杂合子 Trp40Cys/Arg353Gln、双杂合子 His348Gln/Thr359Met、纯合子 Thr359Met。结论：3 个遗传性 FⅦ 缺乏症患者均为 CRM$^-$ 型，分别为 Trp40Cys/Arg353Gln、His348Gln/Thr359Met 双杂合及 Thr359Met 纯合突变，后两者通过影响蛋白质分子的空间构型，从而使 FⅦ蛋白质分泌异常。

32.《两个遗传性凝血因子Ⅶ缺乏症家系分子缺陷的初步探讨》，储海燕,王鸿利,王学锋,郭雪梅,璩斌,段宝华,尹俊,康文英,王振义。《中华血液学杂志》,2002,23(3):130－133

【摘要】 目的:探讨两个遗传性凝血因子Ⅶ(FⅦ)缺乏症家系的基因突变类型。方法:用 DNA 直接测序法对 2 例患者及其家庭成员 FⅦ基因进行分析;应用等位基因特异 PCR(ASPCR)以及 PCR 辅助酶切鉴定是否有基因改变。结果:家系 A 中先证者有两种基因突变:6390 位 T→G 导致 Trp40Cys,11496 位 G→A 导致 Arg353Gln,这两个突变均为杂合子;PCR辅助 Msp Ⅰ酶切证实其母亲也是杂合子 Arg353Gln。家系 B 的先证者有 11482 T→G,导致 His348Gln,PCR 辅助 Nsp Ⅰ酶切证实先证者及其女含有同样的杂合子基因突变;还发现有 11514 位 C→T 导致 Thr359Met,ASPCR证实先证者及其子携带同样的杂合子突变基因。结论:在两个遗传性 FⅦ缺乏症家系中找到 3 种 FⅦ基因的错义突变,其中 Trp40Cys 为首次报道。

33.《遗传性凝血因子ⅩⅢ缺乏症两种新基因突变的确定》,段宝华,王鸿利,储海燕,王学锋,璩斌,李稻,王红,尹俊,康文英,王振义。《中华血液学杂志》,2002,23(3):117－121

【摘要】 目的:探讨遗传性凝血因子ⅩⅢ(FⅩⅢ)缺乏症的基因缺陷。方法:采用 PCR、核苷酸测序的方法对两个遗传性 FⅩⅢ缺乏症家系先证者及其亲属外周白细胞基因组 DNA 的 FⅩⅢA 基因进行检测,并用 RT－PCR 检测先证者外周血白细胞 FⅩⅢ A 基因 mRNA 水平;ARMS－PCR 对 60 名正常人外周血白细胞基因组 DNA 的 FⅩⅢ A 基因进行检测。结果:① 发现两种新的基因突变,先证者 1 在第 1241 位核苷酸由 C 突变为 G,位于外显子 10,导致 Ser413→Trp(TCG→TGG)。先证者 2 及其妹妹在第 232 位棱苷酸由 C 突变为 T,位于外显子 3,导致 Arg77→Cys(CGC→TGC),均为单碱基突变,无限制性内切酶酶切位的改变;先证者 1 的父母及先证者 2 的父、母、舅则分别在 DNA 水平相同位点呈杂合状态。② 采用 ARMS－PCR 法分析正常人群未发现这两种突变的存在。③ 患者血浆存在少量 FⅩⅢA,而 FⅩⅢA 基因在 mRNA 水平几乎没有变化。结论:这两例 FⅩⅢ缺乏症患者均由于 FⅩⅢ

A基因缺陷造成,患者的FⅧA在细胞内不稳定、易降解可能是FⅧ缺乏的原因。家系1的突变位点在FⅧ的核心区,对其结构功能的影响较为明显。而家系2的突变位点位于FⅧ的表面,可能对蛋白的空间结构产生影响。

34.《冠心病患者血浆凝血因子Ⅶ水平及其基因多态性研究》,康文英,王鸿利,熊立凡,王学锋,储海燕,璩斌,刘湘帆,尹俊,段宝华,于金德,王振义。《中华血液学杂志》,2002,23(9):457-459

【摘要】 目的:研究冠心病(CHD)患者血浆凝血因子Ⅶ(FⅦ)水平及其基因多态性。方法:对60例CHD患者[其中急性心肌梗死(AMI)33例]及正常对照者149名的血浆活化因子Ⅶ(FⅦa)、FⅦ活性(FⅦ:C)与FⅦ抗原(FⅦ:Ag)进行测定。应用PCR、限制性片段长度多态性分析及琼脂糖凝胶电泳的方法鉴定FⅦ基因中的5个可能与血栓有关的多态性位点:-401G/T、-402G/A、5'F7 A1/A2、IVS7 H5/H6/H7/H8和R353Q M1/M2。结果:与正常对照组相比,CHD组的FⅦa、FⅦ:C与FⅦ:Ag平均值均有升高,但仅AMI组FⅦa与FⅦ:C增高有统计学意义($P<0.05$);AMI组IVS7基因型频率与正常对照组比较差异有显著性($P<0.05$),其余各组间各基因型频率与等位基因频率差异均无显著性;-402A纯合子与-402G纯合子相比,血浆FⅦ:Ag水平显著升高($P<0.05$)。结论:血浆FⅦa与FⅦ:C增高,可能对AMI时冠状动脉血栓形成有促进作用;AMI组IVS7基因型频率与正常对照组比较差异有显著性;而且-402A纯合子血浆FⅦ:Ag水平显著高于-402G纯合子,故-402G/A多态性可能主要是影响血浆FⅦ:Ag水平,进而影响血栓形成。

35.《丁酸钠诱导人凝血因子Ⅷ的体外表达》,尹俊,王鸿利,王学锋,储海燕,李稻,陈红兵,傅启华,段宝华,康文英,丁秋兰,戚正武,王振义。《中华血液学杂志》,2002,23(9):463-465

【摘要】 目的:观察丁酸钠对人凝血因子Ⅷ(hFⅧ)表达的作用,并初步探讨其机制。方法:采用B区缺失(760-1639氨基酸)的hFⅧ cDNA(BDD-hFⅧ cDNA)的重组质粒载体pRC/RSV-BDD-hFⅧ转化体外培养的小鼠 NIH/3T3 细胞,经丁酸钠作用后,分别采用一期法和 ELISA 法检测细胞培养上清中 hFⅧ的活性(hFⅧ:C)和抗原含量(hFⅧ:Ag),并运用体外细胞核连缀反应技术(Run-on assay)观察丁酸钠对编码 BDD - hFⅧ全长、重链和轻链的 cDNA 转录的影响。结果:经丁酸钠诱导后,hFⅧ:C 和 hFⅧ:Ag 较对照组提高了约 70%。Run-on assay 显示丁酸钠 通过增强 BDD - hFⅧ重链基因的转录进而增强 BDD - hFⅧ cDNA 全长的转录,因而提高 hFⅧ cDNA 的表达水平。结论:丁酸钠通过增强编码hFⅧ重链 cDNA 的转录进而提高 hFⅧ的表达水平,因而是一个很有前途的诱导 hFⅧ表达的化学物。

36.《抗凝血酶基因 13389G 缺失导致的Ⅰ型抗凝血酶缺乏症》,傅启华,许先国,丁秋兰,胡翊群,王学锋,王鸿利。《中华血液学杂志》,2002,23(11):588 - 590

【摘要】 目的:对一先天性Ⅰ型抗凝血酶缺乏症家系进行基因突变的检测。方法:用 PCR 法对先证者抗凝血酶基因的 7 个外显子及其侧翼内含子序列进行扩增,PCR 产物纯化后直接测序,检测其基因突变。结果:先证者表现为抗凝血酶基因外显子 6 区 13389G 缺失,引起移码突变。结论:该突变是先天性抗凝血酶缺乏症的一个新的突变位点,可以导致血栓形成。

37.《止、凝血分子标志物监测在急性白血病诊治中的意义》,吴方,王学锋,璩斌,黄霞萍,王鸿利。《中华血液学杂志》,2001,22(3):141 - 144

【摘要】 目的:观察急性白血病(AL)患者止、凝血分子标志物的变化以探索其在 AL 诊断、治疗及预后判断中的意义。方法:用 ELISA 法检测 82 例 AL 患者血浆组织因子(TF)、组织因子途径抑制物(TFPI)、凝血酶-抗凝血酶复合物(TAT)、尿激酶型纤溶酶原激活物(u - PA)、尿激酶型纤溶酶原激活物受体(u - PAR)、纤溶酶-抗纤溶酶复合物(PAP)。结果:治疗前,AL 患者 TF、TAT、u - PA、u - PAR 显著增高。急性髓系白血病(AML)患者 TFPI、PAP 值异常增高。治疗后,TF、TAT 和 AML 患者中维持高水平;u - PA、u - PAR 在未缓解者持续增高;出血严重者 PAP、u - PA 显著升高。

结论：不同类型 AL 患者的止凝血功能异常存在差异，可随病情好转逐渐改善。TF、TAT、PAP 有助于弥散性血管内凝血防治；u-PA、u-PAR 可作为部分 AML 预后判断的指标。严重出血者需联合应用抗纤溶药。应注意对 AML 患者治疗后高凝状态的防治。

38.《逆转录病毒载体介导骨髓基质细胞体外表达人凝血因子Ⅷ》，郭雪梅，王鸿利，储海燕，王学锋，遽斌，尹俊，康文英，段宝华，戚正武，王振义。《中华血液学杂志》，2001，22(9)：461-463

【摘要】 目的：探索骨髓基质细胞用于血友病 A 基因治疗的可能性。方法：采用一包含了 B 区缺失 △760aa-1639aa 的人凝血田了Ⅷ cDNA (FⅧ△B cDNA)的复制缺陷型重组逆转录病毒 LNC-FⅧ△B 在低温(32℃)和离心等改进条件下转化体外分离培养的小鼠和兔骨髓基质细胞分别采用一期法 ELISA 法和半定量 PCR 法检测细胞培养上清中人 FⅧ的凝血活性(FⅧ：C)和抗原含量(FⅧ：A g)以及骨髓基质细胞的基因转化效率并对转化细胞表达的 FⅧ蛋白进行 Western blot 分析。结果：与标准方法相比，离心和 32℃ 转化使小鼠骨髓基质细胞的基因转染效率提高 50%～80%，转化后的小鼠和兔骨髓基质细胞分泌的人 FⅧ：Ag 分别为每 24 h (556 ± 80) ng$/10^6$细胞和每 24 h (480 ± 56) ng$/10^6$细胞。FⅧ：C 分别为每 24 h 2.42 U$/10^6$细胞和 18 U$/10^6$细胞。Western blot 分析显示，骨髓基质细胞分泌缺失 B 区的 FⅧ蛋白(FⅧ-760aa-1639aa)与正常人血浆中的野生型 FⅧ相似。主要以重-轻链异二聚体形式存在。结论：转化后的骨髓基质细胞可以高效分泌人 FⅧ，结合离心和低温对方法的改进，可望成为血友病 A 基因治疗研究的良好靶细胞。

39.《凝血因子Ⅹ基因外显子1 T58→G 突变导致的因子Ⅹ缺陷症》，尹俊，王鸿利，王学锋，储海燕，璩斌，郭雪梅，康文英，段宝华，王振义。《中华血液学杂志》，2001，22(9)：481-483

【摘要】 目的：检测 1 例凝血因子Ⅹ缺陷患者的基因突变。方法：PCR 对凝血因子Ⅹ基因进行扩增。扩增范围包括因子Ⅹ上基目的所有外显子及其侧翼序列。用 DNA 序列检测因子 X 的基因突变。结果：因子 X 基因外显子 1 第 58 位核苷酸存在 T→G 的突变，从而导致在外显子 1 编码的信号肽中 11Ser(AGT)→Arg(AGG) 的错义突变。结论：该基因突变可能是导致患者因子 X 缺陷的原因。

40.《维甲酸和三氧化二砷对急性早幼粒细胞性白血病细胞组织因子表达的影响》，郭为民，王鸿利，赵维莅，诸江，璩斌，王学锋。《中华医学杂志》，2000，80(5)：327-331

【摘要】 目的：探讨全反式维甲酸（ATRA）和三氧化二砷（As_2O_3）在体内外对急性早幼粒细胞性白血病（APL）细胞组织因子（TF）表达的影响。方法：利用复钙时间测定、ELISA 和 RT-PCR 等方法，分别检测了 ATRA 和 As_2O_3 治疗前后 APL 患者（23 例）骨髓单个核细胞的促凝活性、TF 抗原及其 mRNA 的转录水平，同时还检测了使用 ATRA 和 As_2O_3 处理 APL 细胞株 NB4 细胞和 NB4-R1 细胞以及转染 PML-RARa 融合基因的 U937 细胞的促凝活性、TF 抗原及其 mRNA 的转录水平。结果：ATRA 和 As_2O_3 在体内和体外均可以时间依赖的方式下调 NB4 细胞的促凝活性、TF 抗原水平以及 TF mRNA 的转录。转染 PML-RARα 融合基因的 U937 细胞与仅转染逆病毒载体的 U937 细胞相比，其 TF 表达水平显著升高（分别为 890 pg/$8×10^5$±80 pg/$8×10^5$ 和 728 pg/$8×10^5$±86 pg/$8×10^5$）；使用 ATRA 处理转染 PML-RARα 和未转染的两株 U937。其 TF 抗原水平均显著下降（分别为 298±24 pg/$8×10^5$ 和 302 pg/$8×10^5$±20 pg/$8×10^5$）；使用 As_2O_3 处理转染和未转染 PML-RARα 的 U937 细胞，其 TF 抗原水平也都显著下降（分别为 490 pg/$8×10^5$±34 pg/$8×10^5$ 和 382 pg/$8×10^5$±60 pg/$8×10^5$）。结论：ATRA 和 As_2O_3 均可下调 APL 细胞 TF 的表达并降低其促凝活性，As_2O_3 在诱导 APL 细胞凋亡的同时，通过下调 APL 细胞 TF 的表达而改善 APL 患者与 DIC 相关的出血症状；APL 细胞染色体易位产生的融合蛋白 PML-RARα 对 TF 的异常表达有一定的影响，而 ATRA 和 As_2O_3 对 TF 的下调作用可能不依赖于对融合蛋白 PML-RARα 的降解。

41.《维甲酸和三氧化二砷下调 NB4 细胞组织因子表达的作用机制》，郭为民，王鸿利，赵维莅，璩斌，潘玲，诸江，储海燕，王学锋。《中华血液学杂志》，2000，21(5)：240－243

【摘要】 目的：研究全反式维甲酸(ATRA)和三氧化二砷(As_2O_3)下调 NB4 细胞组织因子(TF)表达的作用机制。方法：用放线菌酮抑制蛋白合成和用放线菌素 D 阻断 RNA 合成后，用逆转录-聚合酶链反应(RT－PCR)检测 ATRA 对 NB4 细胞 TF mRNA 转录的影响。将含有 PML－RARα 融合蛋白全部编码序列的重组逆转录病毒质粒转染 U937 细胞，以转染空载体的 U937 细胞为对照，用 ELISA 方法检测 ATRA 和 As_2O_3 处理的转染 PML－RARα U937 细胞的 TF 抗原。结论：放线菌酮完全阻断了 ATRA 对 NB4 细胞 TF mRNA 的下调作用；ATRA 使 NB4 细胞的 TF mRNA 的半寿期从正常对照的 60 min 缩短至 30 min。转染 PML－RARα 的 U937 细胞与转染逆转录病毒载体的 U937 细胞相比，其 TF 表达永平显著升高($P < 0.01$)；使用 ATRA 或 As_2O_3 分别处理转染 PML－RARα 的 U937 细胞和对照细胞 24 h，ATRA 和 As_2O_3 均可显著地降低两个细胞株的 TF 抗原水平。结论：ATRA 对 NB4 细胞 TF mRNA 的下调作用依赖于新的蛋白质合成，ATRA 可能是以间接方式下调 APL 细胞 TF mRNA 的转录；ATRA 处理的 NB4 细胞 TF mRNA 的稳定性也有所降低。APL 细胞染色体易位产生的融合蛋白 PML－RARα 可能对 TF 的异常表达有一定的影响。ATRA 和 As_2O_3 对 TF 的下调作用可能不依赖于融合蛋白 PML－RARα 的降解。

42.《逆转录病毒载体介导人凝血因子Ⅷ的体外高效表达》，郭雪梅，王鸿利，储海燕，王学锋，璩斌，李志广，戚正武，王振义。《中华血液学杂志》，2000，21(9)：457－460

【摘要】 目的：建立逆转录病毒载体介导的人凝血因子Ⅷ(FⅧ)体外高教表达体系。方法：将一 B 区缺失(760aa～1639aa)的人 FⅧ cDNA (FⅧBD cDNA)克隆至逆转录病毒载体 pLNCX。构建了重组表达载体

pLNC－FⅧBD。经 PA317 细胞包装后，感染多种靶细胞。分别采用一期法、ELISA 法和 RT－PCR 检测细胞培养上清中人 FⅧ的凝血活性（FⅧ：C）和抗原含量（FⅧ：Ag）以及细胞中 FⅧ BD cDNA 的转录。结果pLNC－FⅧBD在 4 种靶细胞中以 NIH3T3 细胞的表达最高，在 24 h 内每毫升中 10^6 细胞表达 FⅧ：C 为 1.6 U，FⅧ：Ag 为 500 ng。结论：逆转录病毒载体能够介导人 FⅧ的体外高效表达，为血友病 A 的基因治疗奠定了基础。

43.《脑血栓患者凝血因子Ⅻ对纤溶活性影响的初步研究》，胡翊群，王鸿利，焦洁茹，王也飞，余文红，凌晓赟。《中华血液学杂志》，2000，21(9)：466-469

【摘要】 目的：研究脑血栓和(或)脑腔隙性梗死(脑腔梗)患者中凝血因子Ⅻ(FⅫ)对纤溶的影响。方法：用 ELISA 方法检测脑血栓患者血浆 FⅫ：Ag、FⅫa、βFⅫa 和 FⅫ：C 水平和其他纤溶活性；利用 NOEA 技术筛选是否存在已知常见的 FⅫ基因点突变。结果：107 例脑血栓患者中，有 22 例呈 FⅫ：C 下降，类似 FⅫ CRM+ 表现，PLG：A、α_2 AP：A 升高和 D-二聚体(D-D)水平降低的同时，FⅫ和 FⅫa 水平明显降低；2 例 FⅫ：C 下降患者均未见已知的 FⅫ基因突变。结论：FⅫ：C 下降可能通过降低纤溶酶原的活性，在脑血栓形成中发挥重要作用；类似 FⅫ CRM+ 的 FⅫ异常，其基因突变与已知基因突变不同；FⅫ334 精氨酸、353 精氨酸所在区域相应的基因点突变可能对 FⅫa、βFⅫa 水平和纤溶活性下降更重要，所以血栓性疾病筛选检查中有必要考虑 FⅫ的检测。

44.《急性白血病患者止血功能检测的临床意义》，赵维莅，王学锋，璩斌，胡炯，沈志祥，王鸿利。《中华血液学杂志》，2000，21(9)：469-471

【摘要】 目的：探讨急性白血病(AL)患者的止血功能及其与出血症状及预后的关系。方法：采用 ELISA 或发色底物法对 93 例 AL 患者浆凝血、抗凝和纤溶指标进行了检测。结果治疗前血浆 P-选择素、可溶性纤维蛋白单体复合物(SFMC)、凝血酶调节蛋白(TM)、组织型纤溶酶原激活剂、D-二聚体(D-D)水平显著升高；高蛋白 C 抗原(PC：Ag)、纤溶酶原活性(PLG)、

α_2 抗纤溶酶(α_2 – API)、纤溶酶原激活剂抑制物(PA)。

45.《肿瘤患者凝血及纤溶分子标志物变化》,王学锋,赵维莅,璩斌,程英,屠越峰,黄霞萍,王鸿利。《中华检验医学杂志》,2000,23(6):331 – 333

【摘要】 目的:观察恶性肿瘤患者凝血及纤溶分子标志物的变化,以探索其发生、发展与止凝血的关系。方法:用 ELISA 方法检测 25 名正常对照,20 例子宫肌瘤,91 例子宫肌瘤,91 例恶性肿瘤(肺癌 21 例、食道癌 20 例、胃癌 23 例、结直肠癌 27 例)组织因子(TF)、组织因子途径抑制物(TPFI)、凝血酶-抗凝血酶复合物(TAT)、尿激酶型纤溶酶原激活物(u – PA)、尿激酶型纤溶酶原激活物受体(u – PAR)、纤溶酶-抗纤溶酶复合物(PAP)的血浆含量。结果:各种恶性肿瘤 TF、TAT、u – PA、PAP 均显著高于正常对照组,PFTI 水平与正常对照组之间无统计学差异;手术后恶性肿瘤组 TF、TAT、PAP 有所下降,但仍高于正常对照组,而 u – PA 已与正常对照组之间无统计学差异;子宫肌瘤患者的上述指标测得值与正常对照组之间。

46.《血管内皮细胞损伤在肾综合征出血热出血机制中的作用》,马明珍,吴子明,王学锋,璩斌,刘新矿,王鸿利。《中华传染病杂志》,2000,18(4):247 – 249

【摘要】 目的:探讨肾综合征出血热(HFRS)时血管内皮细胞的功能变化。方法:用出血时间测定器、酶联免疫吸附、放射免疫分析、发色底物及胶乳凝集试验检测出血时间(BT)、血管性血友病因子抗原(vWF:Ag)、6 酮 PGF1α、组织纤溶酶原激活物活性(t – PA)、纤溶酶原激活抑制物-1 活性(PAI-1:A)、内皮素-1(ET-1)、血纤维蛋白(原)降解产物(FDP)。结果:除轻型患者的 t – PA:A、PAI-1:A、ET-1 外,其他各型患者所测得值与正常对照组相比差异均有显著性($P < 0.05$,$P < 0.001$)。结论:HFRS 患者的血管内皮细胞损伤是引起临床出血的原因之一。

47.《上海、江苏、浙江血友病甲基因突变的检测》,刘建湘,张宇舟,王鸿利,黄秋花,曹文俊,王学锋,璩斌,王辉东,邵慧珍,王振义,陈竺,黄薇。《中华血液学杂志》,1997,18(9):464

【摘要】 目的：对血友病甲进行基因诊断。方法：采用多聚酶链反应，变性梯度凝胶电泳和 DNA 测序等方法对上海地区血友病甲基因突变进行检测。50 例无内含子 22 倒位的血友病甲患者中重型 24 型，中型 9 例，轻型 17 例，无亲缘关系患者 45 例，先用 PCR 扩增基因组 DNA，扩增范围包括所有外显子(编码 B 区的外显子 14 部分除外，但包含凝血酶切割位点 AA740 和 1689)及其侧翼内含子序列，然后对扩增片段进行 DGGE 分析，发现异常条带带则进行 DNA 测序。结果：11 例无亲缘关系患者中检出突变 11 种，其中无义突变 5 种，均为重型；错义突变 5 种，均为轻、中型；小缺失 1 例，其中，466 Lys(AAG)- Thr(ACG)、719 Tyr(TAC)- Stop(TAG) 及 312 Ile (ATC)- XXC 为新发现的突变。结论：除内含子 22 倒位外，绝大部分血友病甲基因突变为单碱基置换导致的点突变。有亲缘关系的患者都有相同的基因突变。基因突变与临床表现基本相符。

48.《灼伤病人血栓前状态研究》，王鸿利，邵慧珍，支立民，陈怡群，黄霞萍，张永顶，尤畅丽，孙垆姗，王振义。《中华整形烧伤外科杂志》，1993，9(6)：441

【摘要】 我们将 78 例程度不同的烧伤患者分为四组，在烧伤早期(第 1～5 天)进行有关凝血、抗凝血、纤溶、血小板计数及功能、血液流变学等 22 项指标的检测，结果提示在烧伤后的第一个 24 小时里已出现 Fg：Ag、vWF：Ag、PAI-1：A、TXB2、HCT 和全血粘度的增高，AT-Ⅲ、PC：Ag、FPS、6-酮-PGF1α 的下降，并观察到 Fg：Ag、vWF：Ag、PAI-1：A、TXB2、全血黏度在烧伤后第 3、5 天仍在继续增加，而 AT-Ⅲ、PC、FPS、6-酮-PGF1α 相反，呈现继续下降的趋势。

49.《病毒性肝炎患者凝血和纤溶变化的研究》，王鸿利，邵慧珍，支立民，王学锋，陈怡群，王振义，吴瑞庭，姜嘉，沈霖德，巫善明，孙家强。《中华医学杂志》，1991，71(11)：608-701

【摘要】 对 465 例各型病毒性肝炎患者和 121 名正常人分别测定了 16 项凝血指标和 7 项纤溶指标。结果表明：各组肝炎患者的凝血因子

Ⅷ：C、vWF：Ag 和 vWF：Ag/Ⅷ：C 显著高于正常对照组（9 6±27％、101±29％，1：1），其余各种凝血因子均减低。急性肝炎组纤溶酶原抗原（2.8±0.9 g/L）、纤溶酶原活性（97±25％）和 α₂ 纤溶酶抑制物（98±28％）正常。其他各组纤溶酶原激活物、纤溶酶活性、纤维蛋白(原)降解产物升高，纤溶酶原激活抑制物、纤溶酶原及 α₂ 纤溶酶抑制物减低。

50.《肝硬化患者抗凝和纤溶功能改变的研究》，王鸿利，王学锋，邵慧珍，顾敏祥，朱立红，黄霞萍，石庆之，王振义等。《中华消化杂志》，1989，9(5)：266-268

【摘要】 本文用肝素抗凝血Ⅲ复合物、ATⅢ：A、ATⅢ：Ag、PC：Ag、TPS：Ag、FPS：Ag、C1-INH：A、C1-INH：Ag 以及 TF：A、t-PA：A、PLG：A、PLG：Ag、PL：A、α₂-PI：A、FDP 等指标，对 538 例次正常人及 530 例次肝硬化患者进行检测。结果表现，肝硬化时上述指标均有改变，其意义对研究肝硬化凝血障碍的发生机理和判断预后，均是良好指标。

(二) 代表性英文论文(25 篇)

1. The status of carrier and prenatal diagnosis of haemophilia in China. Dai J, Lu Y, Ding Q, Wang H, Xi X, Wang X. Haemophilia, 2012, 18(2)：235-240

【Abstract】Haemophilia A (HA) and haemophilia B (HB) are the most common X-linked inherited bleeding disorders. It is important to detect the carrier women in families with HA/HB and subsequent antenatal diagnosis of confirmed carriers. This study consists of 102 HA families which include 68 mothers for prenatal diagnosis and 107 female relatives for carrier diagnosis, and 29 HB families which include 16 mothers and 31 female relatives respectively. The rapid fluorescent PCR with two groups of different combined polymorphism markers was applied for linkage analysis in HA and HB families respectively. The Amelogenin gene was added to help the detection of gender diagnosis. Gene sequencing was also used to detect the mutations directly. There were 37 causative F8C mutations (23 novel) and 24 causative F9C mutations (eight novel) found in this cohort of patients. Few of the women could not be diagnosed due to homologous recombination and/or inability to locate the mutation. Complicated cases have been found in some families. With regard to carrier and prenatal diagnosis, it was considered that genetic diagnosis by linkage analysis and direct sequencing was successful. Some special families might require combination of the linkage analysis and gene sequence for a successful diagnosis. New intragenic SNP and STR sites special to Chinese population need to be discovered.

2. Impact of polymorphisms in genes involved in autoimmune disease on inhibitor development in Chinese patients with haemophilia A. Lu Y, Ding Q, Dai J, Wang H, Wang X. Thromb Haemost, 2012, 107(1): 30 - 36

【Abstract】 One of the most severe and important complication in the treatment of haemophilia A (HA) patients is the formation of inhibitors. The mechanism that leads to factor (F) Ⅷ inhibitor formation is complicated. Both genetic and environmental factors have been mentioned to play decisive roles. Recently, polymorphisms in the genes encoding interleukin - 10 (IL - 10), tumour necrosis factor-alpha (TNF - α), cytotoxic T-lymphocyte antigen - 4 (CTLA - 4), have been suggested to be contributing determinants of the inhibitor risk. In order to investigate the influence of the single nucleotide polymorphisms (SNPs) in the genes encoding for cytokines to the inhibitors development in Chinese HA patients, we genotyped 10 SNPs with high heterozygote rates in Chinese and a CA repeat microsatellite at the gene loci IL - 10 as well in a separate, unrelated case-controlled cohort of 122 affected HA patients; 63 with inhibitors and 59 without inhibitors. The particular SNPs included in this study were as follows: $-592C/A$ and $-819C/T$ in IL -10, $-590C/T$ in IL -4, $-318C/T$ and $49A/G$ in CTLA -4, $-827C/T$ in TNF $-\alpha$, $-1112C/T$ and $2044G/A$ in IL -13, $874A/T$ in interferon (IFN) $-\gamma$ and $-295T/C$ in IL -16. Our results demonstrated that $-819T$ and $-592A$ alleles in IL -10 were observed more frequently in patients with inhibitors. This indicated that $-819C/T$ and $-592A/C$ in IL -10 may influence the inhibitors development in HA patients. Furthermore, we concluded that the haplotype in IL -10 (TA, CA, CC at positions -819 and -582, respectively) may predispose FⅧ inhibitor development in HA patients. In conclusion, the data reported in our study clearly highlight the participation of IL -10 in inhibitors formation in Chinese HA patients.

3. The prevalence of factor Ⅷ inhibitors and genetic aspects of inhibitor development in Chinese patients with haemophilia A X. F. WANG, Y. Q. ZHAO, R. C. YANG, J. S. WU, J. SUN, $-$X. S. ZHANG, Q. L. DING, H. L. GE and H. L. WANG. Haemophilia, 2010, 16: 632 $-$ 639

【Abstract】 The prevalence of inhibitors in Chinese haemophiliacs has not yet been reported. The aim of this study was to identify the prevalence of factor Ⅷ (FⅧ) inhibitors among haemophiliacs who are treated only with plasma-derived FⅧ (pdFⅧ), cryoprecipitate or fresh frozen plasma (FFP), and tried to explore the relationship between the generation of inhibitors and particular FⅧ deficiency genotypes. Clinical information and blood samples of 1435 patients with haemophilia A (HA) were collected by six haemophilia centres in China. The Nijmegen modification of the Bethesda assay was used to detect inhibitors. Multiplex PCR, long-range PCR and direct sequencing were performed for genotyping. The overall prevalence of inhibitors in Chinese HA patients was 3.9% and the prevalence of severe haemophiliacs was 4.3%; 18 of the 56 patients with inhibitors had high titres. A total of 38 different mutations were identified in the 55 patients with inhibitors, including 15 intron 22 and 3 intron 1 inversions, seven large deletions, 14 small deletion/insertions, seven nonsense mutations, one splice site mutations and eight missense mutations. Of 38 mutations, 28 were novel. Patients with large deletions and nonsense mutations were prone to have high titre inhibitors, with incidence rates of 57.1% (4/7) and 42.9% (3/7), respectively. In conclusion, the prevalence of inhibitors in Chinese HA patients is much lower than that reported for other ethnic groups and the large deletion and nonsense mutations are high risk factors for high titre inhibitor development.

4. MR Molecular Imaging of Thrombus: Development and Application of a Gd-based Novel Contrast Agent Targeting to P-selectin Clinical and Applied. Xue-Feng Wang, Pei-Pei Jin, Tong Zhou, Ya-Peng Zhao, Qiu-Lan Ding, Deng-Bin Wang, Guang-Ming, Zhao, Jing-Dai, Hong-Li Wang, and Hai-Liang. Thrombosis/Hemostasis, 2010, 16(2): 177 – 183

【Abstract】 Molecular imaging of thrombus formation at initial stage requires a robust thrombus-specific contrast agent with high sensitivity. In this study, we report a novel P-selectin-targeted paramagnetic molecular imaging agent and the agent's potential to sensitively detect occult microthrombi on the intimal surface of endothelium. Platelet clots and blood clots targeted in vitro with paramagnetic nanoparticles presented a highly detectable, homogeneous T1-weighted contrast enhancement that was improved with increasing gadolinium level. In vivo contrast enhancement under part of circulation conditions was assessed in dogs. The micro-thrombi around the femoral vein of dog demonstrated higher signal intensities than the control clots and the adjacent muscle. Histology was performed on regions likely to contain thrombus as indicated by MRI. These results suggest that molecular imaging of P-selectin-targeted paramagnetic nanoparticles can provide sensitive detection and localization of P-selectin and may allow for early, direct identification of microthrombi, leading to early diagnosis.

5. Using a minigene approach to characterize a novel splice site mutation in human F7 gene causing inherited factor Ⅶ deficiency in a Chinese pedigree. T. YU, X. WANG, Q. DING, Q. FU, J. DAI, Y. LU, X. XI and H. WANG. Haemophilia, 2009, (15): 1262 – 1266

【Abstract】Factor Ⅶ deficiency which transmitted as an autosomal recessive disorder is a rare haemorrhagic condition. The aim of this study was to identify the molecular genetic defect and determine its functional consequences in a Chinese pedigree with FⅦ deficiency. The proband was diagnosed as inherited coagulation FⅦ deficiency by reduced plasma levels of FⅦ activity (4.4%) and antigen (38.5%). All nine exons and their flanking sequence of F7 gene were amplified by polymerase chain reaction (PCR) for the proband and the PCR products were directly sequenced. The compound heterozygous mutations of F7 (NM_000131.3) c.572 – 1G>A and F7 (NM_000131.3) c.1165T>G; p.Cys389Gly were identified in the proband's F7 gene. To investigate the splicing patterns associated with F7 c.572 – 1G>A, ectopic transcripts in leucocytes of the proband were analyzed. F7 minigenes, spanning from intron 4 to intron 7 and carrying either an A or a G at position – 1 of intron 5, were constructed and transiently transfected into human embryonic kidney (HEK) 293T cells, followed by RT – PCR analysis. The aberrant transcripts from the F7

c. 572 – 1G>A mutant allele were not detected by ectopic transcription study. Sequencing of the RT – PCR products from the mutant transfectant demonstrated the production of an erroneously spliced mRNA with exon 6 skipping, whereas a normal splicing occurred in the wide type transfectant. The aberrant mRNA produced from the F7 c. 572 – 1G>A mutant allele is responsible for the factor Ⅶ deficiency in this pedigree.

6. A novel Pro126His beta propeller mutation in integrin alphaⅡb causes Glanzmann thrombasthenia by impairing progression of pro-alphaⅡ bbeta3 from endoplasmic reticulum to Golgi. Shen W Z, Qiu-Lan Ding, Pei-Pei Jin, Xue-Feng Wang, Yu-Zhen Jiang, Shu-Mei Li, Hong-Li Wang. Blood Cells Mol Dis, 2009, 42(1): 44 – 50

【Abstract】BACKGROUND: Glanzmann thrombasthenia (GT) is an autosomal recessive bleeding disorder characterized by lack of platelet aggregation in response to most physiological agonists and caused by either a lack or dysfunction of the platelet integrin alphaⅡbbeta3 (glycoprotein Ⅱb/Ⅲa). PATIENTS: Mucocutaneous bleeding manifestations and platelet dysfunction consistent with GT were observed in a 20-year-old proband of a Chinese family. OBJECTIVES: To determine the molecular basis of GT and characterize the mutation by in vitro expression studies. RESULTS: Analysis of the patient's platelets by fluorescence-activated cell sorting demonstrated the presence of trace amounts of beta3, exposed on her platelet surface, but a complete absence of alphaⅡbbeta3. Sequence analysis revealed a novel C470A transversion in exon 4 of the alphaⅡb gene predicting a Pro126His alteration in the blade 2 of the alphaⅡb beta propeller domain. The proband was homozygous for the mutation, the mother and the father were heterozygous, whereas 100 healthy subjects lacked this transversion. Chinese hamster ovary cells cotransfected with cDNAs of mutated alphaⅡb and wild-type beta3 failed to express alphaⅡbbeta3 on the cell surface as shown by FACS. Western blot analysis of the cell lysates showed no detectable mature alphaⅡb. Immunoprecipitation with antibody against beta3 demonstrated pro-alphaⅡb in the cells expressing the mutant alphaⅡbbeta3, indicating pro-alphaⅡbbeta3 complex formation. Intracellular immunofluorescence studies demonstrated the pro-alphaⅡbbeta3 complex that co-localized with an ER marker, but showed minimal co-localization with a Golgi marker. CONCLUSIONS: A novel Pro126His mutation in alphaⅡb compromised transport of the pro-alphaⅡbbeta3 complex from the endoplasmic reticulum to the Golgi, leading to intracellular retention. The impaired alphaⅡbbeta3 transport is responsible for the thrombasthenia in this patient.

7. Compound heterozygosity for two novel mutations (1203insG/Y1456X) in the von Willebrand factor gene causing type 3 von Willebrand disease. Xie F, Wang X, D N Cooper, Lan F, Fang Y, Cai X, Wang Z, Wang H. Haemophilia, 2007, 13(5): 645 – 648

【Abstract】A 23-year-old Chinese woman with severe von Willebrand factor (vWF) deficiency and her parents were investigated by PCR/direct sequencing of the vWF gene. The patient was found to be compound heterozygous for two novel null mutations. The first was a microinsertion in exon 8 (1203insG) that introduced a frameshift at codon 298 leading to premature translational termination at codon 302. The second was a C to A transversion in exon 28 which resulted in the replacement of tyrosine 562 by a stop codon (Y1456X). The failure to amplify vWF cDNA from the patient by semi-nested PCR is consistent with the induction of nonsense-mediated mRNA decay.

8. Female hemophilia A heterozygous for a de novo frameshift and a

novel missense mutation of factor Ⅷ. X. - H. CAI, X . - F . WANG, J. DAI, Y. FANG, Q. - L. DING, F. XIE, H. -L . WANG. Journal of Thrombosis and Haemostasis, 2006, 4: 1969 - 1974

【Abstract】 BACKGROUND: Hemophilia A （HA） is an X-chromosome-linked recessive disorder. AIM: We report the case of a female HA patient with a moderate decrease of factor （F） Ⅷ activity and antigen （FⅧ: C 3.4%, FⅧ: Ag 4.2%） and severe bleeding symptoms. METHODS: The patient's father had mild FⅧ deficiency （FⅧ: C 6.9%, FⅧ: Ag 7.4%）, and her mother had normal F Ⅷ activity. The von Willebrand disease antigen and von Willebrand factor ristocetin cofactor activity were normal in all family members. The genomic DNA was extracted from the peripheral blood lymphocytes of the patient and her family members. Long-distance polymerase chain reaction （PCR） was employed to screen for the intron 22 inversion of the FⅧ coding gene （F8）. The F8 coding sequence was amplified with PCR and sequenced with an automatic sequencer. RESULTS: Two heterozygous mutations were identified in the patient: one a substitution of nucleotide 5981T by C that leads to amissense mutation Leu1975Pro, and the other an insertion of an "A" between nucleotides 3,637 and 3,638 （3637_3638insA） that shifts the reading frame and predicts a premature stop codon downward. The mutation Leu1975Pro was identified in the father's F8; however, 3637_3638insA was a de novo mutation that occurred in the patient's maternal-derived F8. Real-time PCR was applied to analyze the level of ectopically F8 gene transcripts in the peripheral lymphocytes of family members. The ectopic transcripts of F8 of the patient were less abundant than the normal control （patient: normal control ratio 0.67）, whereas her parents showed no significant difference from the normal control.

CONCLUSION: The F Ⅷ deficiency of the HA patient resulted from a de novo occurrence of a frameshift 3637_3638insA in her maternal-derived F8 and a novel missense mutation Leu1975Pro inherited from her father.

9. Identification of three FGA mutations in two Chinese families with congenital afibrinogenaemia. Fang Y, Dai BT, Wang XF, Fu QH, Dai J, Xie F, Cai XH, Wang HL, Wang ZY. Haemophilia. 2006, 12 (6): 615 - 620

【Abstract】 Congenital afibrinogenaemia is a rare autosomal recessive disorder, characterized by the complete absence or extremely reduced level of fibrinogen (Fg). We attempted to analyse the phenotype and genotype in two Chinese families with congenitalafibrinogenaemia. Coagulation studies including activated partial thromboplastin time (APTT), prothrombin time (PT) and thrombin time (TT) and Fg were performed in the patients and other family members. All the exons, exon-intron boundaries and promoter regions of three Fg genes (FGA, FGB and FGG) were screened by direct sequencing. Three patients in two families suffered from moderate to severe haemorrhage. Their APTT, PT and TT were extremely prolonged and plasma Fg levels were undetectable by Clauss method and extremely reduced by immunoassay. Genetic analysis revealed three FGA mutations in three patients including one novel mutation. In family 1, patient 1 was detected compound heterozygous mutations in FGA, g. 1892 - 1899delAGTA/ GTAA from her patriline and g. 1978-g. 3215del1238 bp from her matriline. In family 2, a homozygous Gln203X in Aalpha-chain was found in both patients 2 and 3 due to consanguineous marriage. All these mutations were null mutations, which could produce premature stop codons in FGA. It can be indicated that with more genetic analysis performed on afibrinogenaemiapatients all over the world, there is no distinct difference in geographical distribution of Fg gene mutations. Gln203X in Aalpha-chain was first reported in this study, which may help to further understand the function of Aalpha-chain.

10. A novel Alu-mediated 61kb deletion of the von Willebrand factor (vWF) gene whose breakpoints co-locate with putative matrix attachment regions. Xie F, Wang X, Cooper DN, Chuzhanova N, Fang Y, Cai X, Wang Z, Wang H. Blood Cells Mol Dis, 2006, 36(3): 385 – 391

【Abstract】BACKGROUND AND OBJECTIVES: von Willebrand disease (vWD) type 3 is characterized by extremely low levels of von Willebrand factor (vWF) in plasma. To date, only 11 examples of gross deletions have been reported for the vWF gene and the underlying mutational mechanisms remain unclear. A Chinese patient with type 3 vWD was studied to elucidate the underlying mechanism of mutagenesis. DESIGN AND METHODS: PCR was designed to amplify across the putatively deleted region of genomic DNA from the patient and his parents to locate the deletion breakpoints. In silico analysis was then performed to search for repetitive sequence elements, recombination-associated motifs, and scaffold/matrix attachment regions (S/MARs). RESULTS: A novel homozygous gross deletion of the vWF gene, which removes some 61044 bp DNA between introns 5 and 16, was identified in the patient. The deletion junctions were flanked by highly homologous Alu repeats in inverted orientation. These repeats could thus have potentiated the formation of a stem-loop structure thereby bringing the breakpoints into close proximity. A number of recombination-associated motifs were noted in close proximity to both deletion breakpoints. Both the 5' and 3' breakpoints were located in, or near, regions with a high propensity to form S/MARs. INTERPRETATION AND CONCLUSIONS: We report the first example of an Alu-mediated vWF gross gene deletion. Since a number of recombination-associated motifs were also identified in the vicinity of the breakpoints, it may be that multiple sequence elements have acted in concert to give rise to this deletion event.

11. A rapid multifluorescent polymerase chaim reaction for genetic counselling in Chinese haemophilia A families. Y. Fang, X. - F. Wang, J. DAI and H-L. Wang. Haemophilia, 2006, 12: 62 - 67

【Abstract】 Linkage analysis is a widely used strategy for genetic counselling in haemophilia A (HA) families. We attempted to develop more informative markers closely linked to factor Ⅷ (FⅧ) gene and establish a rapid multifluorescent polymerase chain reaction (PCR) method with these markers. Five extragenic (DXS15, DXS9901, G6PD, DXS1073 and DXS1108) and one intragenic (F8Civs13) markers were examined in 118 healthy individuals and 12 HA families which had been diagnosed before. Five extragenic markers were within an interval of about 1. 5 Mb to FⅧ gene and located on each side of the gene. The expected heterozygote rate (HR) of DXS15, DXS9901, G6PD, DXS1073, DXS1108 and F8Civs13 were 74. 97%, 79. 77%, 56. 06%, 59. 92%, 39. 97% and 47. 61%, while the observed HR were 88. 24%, 82. 35%, 21. 57%, 62. 75%, 35. 29% and 52. 94%. When six polymorphic markers were combined together, all the studied females were informative in at least one of these markers and 29. 41% of them were detected informative in three markers with the highest frequency. The diagnostic rates of DXS15, DXS9901, G6PD, DXS1073, DXS1108 and F8Civs13 in 12 haemophilia families were 75. 00%, 91. 67%, 41. 67%, 75. 00%, 33. 33% and 66. 67% respectively. All the genetic diagnosis was consistent with the result we analysed before and no recombination was observed. Family 1 was given as an example in this study and was found to be informative in three polymorphic markers

DXS15，DXS9901 and DXS1073. The patient's sister was detected the same allele as the proband, but her male fetus did not inherit the affected allele from her, which was consistent with the result of sequencing. It was demonstrated that the multifluorescent PCR method established in this study was convenient and efficient and can be applied to carrier detection and prenatal diagnosis in HA families.

12. An Efficient AAV1/AAV2 Hybrid Vector for Gene Therapy of Hemophilia. Hauck B, Xu RR, Xie J, Wu W, Ding Q, Sipler M, Wang H, Chen L, Wright JF, Xiao W. Human Gene Therapy, 2006, 17(1): 46 – 54

【Abstract】 Adeno-associated virus (AAV) serotype 1 (AAV1) has been shown to be more effective than the well-studied AAV serotype 2 (AAV2) in muscle gene transfer. Replacement of amino acids 350 to 430 of AAV2 VP1 with the corresponding amino acids from VP1 of AAV1 resulted in a hybrid vector, termed AAV – 221 – IV, which behaved similarly to AAV1 in vitro and in vivo in muscle. Intramuscular injection of 1x10(11) vector particles per mouse of hybrid vector carrying a human FIX transgene in CD4 knockout mice resulted in an average level of human FIX in the plasma of 450 ng/ml, 4-to 10-fold higher than in mice injected with an AAV2 vector carrying the same transgene, and 80% of the transgene levels in animals treated with the same dose of AAV1. DNA analysis of injected muscle showed a 10-fold higher copy number after gene delivery by the hybrid vector compared with AAV2. A comparison of total DNA versus DNA from intact virus particles suggests a higher stability of hybrid virus particles. These results suggest that changes in the AAV capsid have an effect on virus-cell receptor interaction, and also influence trafficking and processing of the virus particle in the cell. This "hybrid vector" retains the heparin-binding sites of AAV2 and, therefore, can be purified by passage through a heparin-Sepharose column with the same efficiency as AAV2. When tested in vivo, either in CD4 knockout mice or in a hemophilic mouse model, the heparin-purified hybrid vector showed > 10-fold higher activity than similarly purified AAV2. This demonstrates the utility of this hybrid vector in the performance of large-scale heparin column purification to generate a vector with a high expression profile for muscle-directed gene delivery. Initiation of clinical studies with this hybrid vector may be facilitated because it differs from AAV2 by only nine amino acids.

13. Novel aberrant splicings caused by a splice site mutation (IVS1a+5g>a) in F7 gene. Ding Q, Wu W, Fu Q, Wang X, Hu Y, Wang H, Wang Z. Thromb Haemost, 2005, 93: 1077-1081

【Abstract】 Low F Ⅶ coagulant activity (F Ⅶ: C 8. 2%) and antigen level (FⅦ: Ag 34. 1%) in a 46-year-old Chinese male led to a diagnosis of coagulation factor Ⅶ (FⅦ) deficiency. Compound heterozygous mutations were identified in his F7 gene: a G to A transition in the 5' donor splice site of intron 1a (IVS1a+5g>a) and a T to G transition at the nucleotide position 10961 in exon 8, resulting in a His to Gln substitution at amino acid residue 348. An analysis of ectopic transcripts of F7 in the leukocytes of the patient reveals that the mutation (IVS1a+5g>a) is associated with two novel aberrant patterns of splicing. The predominant alternative transcript removes exon 2, but retains intron 3, which shifts the reading frame and predicts a premature translation termination at the nucleotide positions 2-4 in intron 3. The minor alternative transcript skips both exon 2 and exon 3 (F Ⅶ Delta 2, 3), leading to an in-frame deletion of the propeptide and gamma-carboxylated glutamic acid (Gla) domains of mature F Ⅶ protein. In vitro expression studies of the alternative transcript F Ⅶ

Delta 2, 3 by transient transfection of HEK 293 cells with PcDNA 3. 1(-) expression vector showed that although the mutant protein could be secreted, no pro-coagulation activity was detected. The coexistence of the two abnormal transcripts and a heterozygous mutation His348Gln, explained the patient's phenotype.

14. Molecular characterization of two novel mutations causing factor Ⅹ deficiency in a Chinese pedigree. Wang WB, Fu QH, Zhou RF, Wu WM, Ding QL, Hu YQ, Wang XF, Wang HL, Wang ZY. Haemophilia, 2005, 11: 31 - 37

【Abstract】 Factor Ⅹ (FⅩ) deficiency is a rare bleeding disorder inherited as an autosomal recessive trait. In this study, we investigated the molecular basis of FⅩ deficiency in a Chinese pedigree. The proposita showed a markedly prolonged activated partial thromboplastin time and a mild prolongation of prothrombin time. The levels of FⅩ antigen and FⅩ activity were 58.6% and 2.5%, respectively. Molecular analysis revealed that the proposita was compound heterozygous for two novel mutations: IVS1 + 1G>A and G1185A (Arg347His). The aberrant transcripts from the IVS1 + 1G>A mutant allele were not detected by analyzing the splicing pattern of ectopic transcripts in leukocytes of the patient with nested polymerase chain reaction after reverse transcription. We thus hypothesize that the mRNA molecules originating from the IVS1 + 1G>A mutation were rapidly destroyed in vivo. Site-directed mutagenesis of FⅩ cDNA was used to introduce FⅩ G1185A mutation, and wild-type as well as mutant FⅩ proteins were expressed by transient transfection in HEK 293 cells. Normal FⅩ antigen levels both in the conditioned media of cells expressing the mutant and in cell lysates were detected by an enzyme-linked immunoadsorbent assay. Evaluation of wild-type and mutant coagulant activity demonstrated that the FX molecules carrying the Arg347His mutation have dramatically decreased activity.

15. Factor X Shanghai and disruption of translocation to the endoplasmic reticulum. Wang WB, Fu QH, Yin J, Wu WM, Ding QL, Zhou RF, Hu YQ, Wang XF, Wang ZY, Wang HL. Haematologica, 2005, 90(12): 1659 - 1664

【Abstract】 BACKGROUND AND OBJECTIVES: Most secreted proteins, including coagulation factor X (FX), are synthesized with a signal peptide, which is necessary for targeting the nascent polypeptide into the endoplasmic reticulum. Characterization of naturally occurring mutations may provide insights into the functional roles of the amino acids in the signal peptide. DESIGN AND METHODS: A 52-year old male patient with type I FX deficiency was studied. Mutations were searched for by FX gene (F10) sequencing. The wild-type and the mutant FX proteins were expressed in transfected cells and then immunological assays were performed. Pulse-chase experiments and cell-free expression studies were conducted to determine the cellular fate of the mutant FX molecules. RESULTS: The patient we studied was homozygous for a substitution of arginine for serine at codon-30 in the signal sequence of F10. Immunoassays detected low FX antigen levels in both the conditioned media and lysates of the cells expressing the mutant protein. Pulse-chase analysis showed that only trace amounts of the mutant FX protein were detectable in the conditioned media, and that the mutant molecules did not accumulate inside the cells either. The results of cell-free expression studies showed that although the transcription and translation of the mutant construct were normal, no post-translational processing, such as N-linked glycosylation, occurred in the presence of microsomes. INTERPRETATION AND

CONCLUSIONS: These findings suggest that substitution of a neutral polar amino acid, serine by arginine, in the hydrophobic core of FX signal peptide severely impairs the ability of the protein to enter the endoplasmic reticulum and results in FX deficiency.

16. Characterization of molecular defect of 13387 – 9delG mutated antithrombin in inherited type I antithrombin deficiency. Wang WB, Fu QH, Ding QL, Zhou RF, Wu WM, Hu YQ, Wang XF, Yan LX, Wang ZY, Wang HL. Blood Coagul Fibrinolysis, 2005, 16: 149 – 155

【Abstract】 As a major physiological inhibitor of thrombin and other coagulation proteases, antithrombin (AT) plays an important role in the maintenance of normal hemostasis and its deficiency is associated with a predisposition for familial venous thromboembolic disease. Recently, we found a novel mutation (13387 – 9delG) in the antithrombin gene that is associated with type I AT deficiency. To examine the molecular pathologic mechanism of this mutation causing type I AT deficiency, the wild-type and the mutant AT constructs were expressed in COS – 7 cells or Chinese Hamster Ovary cells. No AT antigen could be detected by enzyme-linked immunosorbent assay in the conditioned media of cells expressing the mutant protein, and the AT antigen level was reduced in cell lysates. The mutant AT-expressing cells did not have less intracellular mRNA levels than the wild-type transfectants as estimated by quantitative reverse transcriptase-polymerase chain reaction. Metabolic and pulse-chase experiments showed the newly synthesized wild-type AT protein was gradually secreted into the media, whereas no labeled mutant AT protein was detected in the media and the total amount of radioactivity was significantly reduced in the cells during the chase periods. By immunofluorescence analysis, the staining of the mutant AT was weaker than that of the wild type, and was predominantly diffuse without perinuclear enhancement. These results indicate that the 13387 - 9delG mutation, which disrupts the disulfide bridge Cys247 - Cys430, impairs the secretion and stability of the truncated AT protein associated with intracellular degradation.

17. Molecular mechanisms of antithrombin deficiency in two Chinese families: one novel and one recurrent point mutation in the antithrombin gene causing venous thrombosis. Zhou RF, Fu QH, Wang WB, Xie S, Dai J, Ding QL, Wang XF, Wang HL, Wang ZY. Thromb Haemost, 2005, 94: 1172 - 1176

【Abstract】 We investigated the molecular mechanisms responsible for type I congenital antithrombin (AT) deficiency in two unrelated Chinese pedigrees manifesting multiple site venous thrombosis. Phenotype analysis showed both probands had almost 50% of normal AT levels. Direct sequencing of amplified DNA revealed 2757C > T in proband 1 and 13328G>A in proband 2, predicting a heterozygous Thr98Ile (T98I) and Ala404Thr (A404T), respectively. No proband had 20210A allele or factor V Leiden mutation. Transient expression of complementary DNA coding for the mutations in COS - 7 cells showed impaired secretion of the mutant molecules. Real-time quantitative PCR indicated that the mutant AT mRNA was transcribed at a similar or even higher level as that of wild-type (wt). Pulse-chase labeling studies suggested both AT variants did not accumulate, but degraded intracellularly. Immunohistochemical staining of the transfected cells revealed that CHO cells expressing the AT - 198 mutant were stained diffusely without perinuclear enhancement and cells expressing AT - T404 mutant mainly in the whole cytoplasm with weaker perinuclear enhancement. We conclude that the impaired secretion of the mutant AT molecules, due to intracellular degradation, is the molecular pathogenesis of AT deficiency caused by T981 and A404T mutation for the two families, respectively.

18. Prothrombin Shanghai: hypoprothrombinemia caused by substitution of Gla29 by Gly. Wang W, Fu Q, Zhou R, Wu W, Ding Q, Hu Y, Wang X, Wang H, Wang Z. Haemophilia, 2004, 10: 94 – 97

【Abstract】Prothrombin deficiency is a rare bleeding disorder inherited as an autosomal recessive trait. In this study, we reported a Chinese family with hereditary prothrombin deficiency. The proposita had a prolonged activated partial thromboplastin time (APTT, 71.6 s) and prothrombin time (PT, 28.0 s). The coagulation factors activities were normal except that prothrombin coagulation activity was markedly reduced, and the prothrombin antigen level was moderately decreased. Nucleotide sequencing of amplified DNA revealed a novel mutation, Glu (GAG) to Gly (GGG) at residue 29, which normally undergoes gamma-carboxylation within the Gla domain of prothrombin. The proposita was identified as homozygous, while her father, mother and maternal grandmother were heterozygous for the mutation. Gla29 has been demonstrated as one of the key residue for $Ca2+$-binding, membrane interaction and biological activity of prothrombin.

19. Identification of three novel F5 gene mutations associated with coagulation factor V deficiency in two Chinese pedigrees. Fu QH, Zhou RF, Liu LG, Wang WB, Wu WM, Ding QL, Hu YQ, Wang XF, Wang ZY, Wang HL. Haemophilia, 2004, 10(3): 264 – 270

【Abstract】 To investigate the molecular defects in two Chinese pedigrees with inherited factor V (FV) deficiency. A 37 year old male (proband 1) and an 18 month old boy (proband 2) were diagnosed as inherited coagulation F Ⅴ deficiency by severely reduced plasma levels of F Ⅴ activity and antigen. All 25 exons and their flanking sequence of F5 gene were amplified by polymerase chain reaction (PCR) for both probands and the PCR products were directly sequenced. Total RNA was extracted from the peripheral lymphocytes of proband 1 for detecting the changes at mRNA level. The homozygous deletion IVS8 – 2A>G was identified in the F5 gene of proband 1 and complementary DNA (cDNA) analysis revealed the abolishment of the canonical splicing site by the mutation and the activation of the cryptic acceptor site 24 bp upstream instead. The insertion introduced eight additional amino acids (AA) into the F Ⅴ protein. Two heterozygous mutations of F5 gene were discovered in proband 2. The 2238 – 9del AG in exon 13 introduced a premature termination code at 689 AA and the substitution of G6410 by T in exon 23 lead to the missense mutation Gly2079Val. Three F5 gene mutations, IVS8 – 2A>G, 2238 – 9del AG and G6410T, have been identified in two Chinese pedigree with congenital F Ⅴ deficiency, respectively.

20. Dominant Factor ⅩⅠ deficiency caused by mutations in the Factor ⅩⅠ catalytic domain. Kravtsov DV, Wu W, Meijers JC, Sun MF, Blinder MA, Dang TP, Wang H, Gailani D. Blood, 2004, 104(1): 128 – 134

【Abstract】 The bleeding diathesis associated with hereditary factor ⅩⅠ (fⅩⅠ) deficiency is prevalent in Ashkenazi Jews, in whom the disorder appears to be an autosomal recessive condition. The homodimeric structure of fⅩⅠ implies that the product of a single mutant allele could confer disease in a dominant manner through formation of heterodimers with wild-type polypeptide. We studied 2 unrelated patients with fⅩⅠ levels less than 20% of normal and family histories indicating dominant disease transmission. Both are heterozygous for single amino acid substitutions in the fⅩⅠ catalytic domain (Gly400Val and Trp569Ser). Neither mutant is secreted by transfected fibroblasts. In cotransfection experiments with a wild-type f XI construct, constructs with mutations common in Ashkenazi Jews (Glu117Stop and Phe283Leu) and a variant with a severe defect in dimer formation (f XI-Gly350Glu) have little effect on wild-type f XI secretion. In contrast, cotransfection with f XI-Gly400Val or f XI-Trp569Ser reduces wild-type secretion about 50%, consistent with a dominant negative effect. Immunoprecipitation of cell lysates confirmed that f XI-Gly400Val forms intracellular dimers. The data support a model in which nonsecretable mutant f XI polypeptides trap wild-type polypeptides within cells through heterodimer formation, resulting in lower plasma f XI levels than in heterozygotes for mutations that cause autosomal recessive f XI deficiency.

21. Biochemical activity and gene analysis of inherited protein C and antithrombin def iciency in two Chinese pedigrees. Zhou RF, Fu QH, Wang WB, Xie S, Hu YQ, Wang XF, Wang ZY, Wang HL. Chinese Medical Journal, 2004, 117(6): 813 – 817

【Abstract】 BACKGROUND: We identified the gene mutations in two Chinese pedigree of type I hereditary protein C deficiency and type I hereditary antithrombin deficiency. METHODS: The plasma level of protein C activity (PC: A), protein C antigen (PC: Ag), protein S activity, antithrombin activity (AT: A) and antithrombin antigen (AT: Ag) of propositi and two family members were detected using ELISA and chromogenic assay, respectively. All exons and intron-exon boundaries of protein C gene and antithrombin gene were analyzed by direct sequencing of the corresponding amplified PCR products in DNA from the propositus. RESULTS: The plasma PC: A and PC: Ag of propositus 1 was 26% and 1. 43 mg/dl, respectively. The PC: Ag and PC: A of his father were normal. The decreased PC: A level was seen in his mother and 4 of his maternal pedigree. PS: A and AT: A were all normal in pedigree 1 members. A C5498T heterozygous mutation in exon 3 of protein C gene, resulting in the substitution of Arg for Trp at the 15th amino acid, was identified in propositus 1 and 8 of his relatives. The plasma AT: A and AT: Ag of propositus 2 was 48.6% and 10.4 mg/dl, respectively. The reduced AT: A and AT: Ag levels were found in his father and 5 of paternal pedigree. PC: A, PC: Ag and PS: A were all in normal range. A heterozygous 13387 – 9G deletion in exon 6 of antithrombin gene was identified in propositus 2. This mutation introduced a frameshift and a premature stop at codon 426 and existed in 6 members of pedigree 2. CONCLUSION: The C5498T heterozygous mutation in exon 3 of protein C gene, first reported in China, leads to type I hereditary protein C deficiency. The 13387 – 9G deletion, a novel mutation, can cause antithrombin deficiency and thrombosis.

22. Type I coagulation factor V deficiency caused by compound heterozygous mutation of F5 gene. Fu Q, Wu W, Ding Q, Hu Y, Wang X, Wang H, Wang Z. Haemophilia, 2003, 9: 646 – 649

【Abstract】 A 16-year-old Chinese female with prolonged bleeding after surgery has been studied. Routine clotting tests revealed a prolonged activated partial thromboplastin time (APTT; 126.6 s) and prothrombin time (PT; 42.8 s). The coagulation factors activities were normal except for factor V, which was only 0.3% of normal. DNA analysis of the FV gene revealed five nucleotide substitutions in exons, including two silent mutations (G327A and A5112G), one polymorphism (G1628A), a G1348T missense mutation and 4887 approximately 8delG. These abnormalities were associated with her FV deficiency, perhaps by causing a Gly392Cys substitution in F Ⅴ amino acid sequence or by introducing a premature stop codon at amino acid position 1390. This is the third case in which F Ⅴ deficiency is caused by compound heterozygous mutation of F5 gene, and is the first report from a Chinese family.

23. Deficiency of Factor ⅩⅢ gene in Chinese: 3 novel mutations. Duan B, Wang X, Chu H, Hu Y, Huang X, Qu B, Wang H, Wang Z. International Journal of Hematology, 2003, 78: 1 - 5

【Abstract】 A defect in the factor ⅩⅢ gene can result in lifelong bleeding tendency. In 3 Chinese families, hereditary coagulation factor ⅩⅢ deficiency was diagnosed on the basis of the clinical syndrome and solubility of fibrin clot in 5 mol/L urea. We sequenced all of the F ⅩⅢ A gene exons and the flanking region and found 3 novel defects in the factor ⅩⅢ gene. First, C→G transition at nucleotide (nt) position 1241 in exon 10 results in substitution of Ser413 with Trp. Second, C→T transition at nt232 in exon 3 results in Arg 77→Cys. The third mutation is in exon 5: del-aa at nt598 (codon 191) causes frameshift and premature termination. In the cytoplasm of 3 probands the F ⅩⅢ gene was normal at the messenger RNA level. Three mutations may affect F ⅩⅢ A protein conformation or incorrect protein folding and lead to formation of mutant F ⅩⅢ that is very unstable and rapidly degraded in cytoplasm.

24. Carrier detection and prenatal diagnosis of Hemophilia A. Liu Y, Wang X, Chu H, Li Z, Wang H, Wang Z. Clin Chem Lab Med, 2001, 39(12): 1204 - 1208

【Abstract】 The aim of this study was to establish a simple, rapid carrier detection and prenatal diagnosis system for hemophilia A. Intron 22 inversion in F Ⅷ gene was directly examined by long-distance polymerase chain reaction. Polymorphisms of factor Ⅷ intragenic restriction fragment length polymorphism of Bcl I, short tandem repeat (STR) within intron 13 and 22, and extragenic DXS 52 (St 14) variable number tandem repeats (VNTR) loci were assessed by hereditary linkage analysis. The diagnostic rates for these loci were 47.6% (intron 22 inversion), 27.8% (Bcl I), 28.6% and 29.4% (STR within intron 13 and 22), and 81.3% (DXS52), respectively. The overall diagnostic rate in 21 families was 94.7%. The diagnosis in hemophilia A patients or carriers can be made if intron 22 inversion is present. The intragenic and extragenic loci hereditary linkage analysis could be used to establish the diagnosis in intron 22 inversion-negative patients.

25. High level expression of human factor Ⅷ in mammalian cells after retroviral-mediated gene transfer. Guo X, Wang H, Chu H, Wang X, Qu B, Li Z, Qi Z, Wang Z. Chin Med J (Engl), 2001, 114: 690 – 693

【Abstract】OBJECTIVE: To develop a retroviral-mediated high efficient expression system of human coagulation factor Ⅷ. METHODS: The LNC – F Ⅷ BD retroviral vector was generated by cloning a human B-domain-deleted (760aa – 1639aa) Factor Ⅷ (FⅧ) cDNA (FⅧ cDNA BD) into the retroviral vector pLNCX. Several mammalian cell lines, including NIH3T3, CHO, Cos – 7 and human hepatic cell line, L – 02, were transduced with viral supernatant from the highest virus-producing PA317 clone. Antigen and coagulant activity of human FⅧ in cell culture medium were measured by ELISA and a one-stage method, respectively. RT – PCR was performed for the detection of FⅧBD mRNA. RESULTS: Human FⅧ was expressed in all four target cells, with the highest F Ⅷ expression observed in NIH3T3. The coagulant activity of secreted F Ⅷ was up to 1.6 U/10(6) cells. 24 hrs – 1, and the FⅧ antigen was 500 ng/10(6) cells. 24 hrs – 1. FⅧ coagulant activity and antigen expressed by transduced

CHO cells were 0. 12 U/10(6) cells. 24 hrs - 1 and 62. 4 ng/10(6) cells. 24 hrs - 1, respectively. Human FⅧ expression was relatively low in Cos - 7 and L - 02 cells. RT - PCR results demonstrated transcription of FⅧ cDNA BD in the target cells. CONCLUSIONS: The constructed retroviral vector was able to direct high level expression of human FⅧ in various mammalian cell lines. It has potential utility in the future gene therapy for Hemophilia A.

代表性综述和讲座

发表综述 258 篇,讲座(包括述评)115 篇。选择代表性综述 50 篇和讲座 25 篇排列如下:

(一) 综述(50 篇)

1	张利伟综述;王鸿利审校	抗血小板药物的某些进展	《国外医学:输血及血液学分册》1985,8(2):68
2	熊立凡综述;王鸿利审校	α_2-纤溶蛋白抑制物	《中华血液学杂志》1992,13(12):658-661
3	周同综述;王鸿利审阅	黏附分子、黏附蛋白与内皮细胞	《国外医学:输血及血液学分册》1993,16(6):1-4
4	周同综述;王鸿利审阅	抗磷脂抗体与抗磷脂综合征	《国外医学:内科分册》1994,1(1):2-5
5	周同综述;王鸿利审阅	黏附蛋白、黏附分子与血栓形成	《中华血液学杂志》1994,15(9):495-499
6	傅启华综述;王鸿利审阅	凝血因子IX的研究进展	《国外医学:输血及血液学分册》1994,17(2):95-99
7	程庆文、黄宜闻综述;王鸿利审阅	血浆凝血因子VIII的调节	《国外医学:输血及血液学分册》1995
8	胡炯综述;王鸿利审阅	溶栓治疗的进展	《国外医学:输血及血液学分册》1995

9	张宇舟综述；王鸿利审阅	甲型血友病分子遗传学检测研究进展	《中华血液学杂志》1995，16(2)：488-491
10	王钦红综述；王鸿利审阅	血友病基因治疗	《国外医学：输血及血液学分册》1995，18(3)：129-131
11	张庆华综述；王鸿利审阅	因子 X 依赖的组织因子途径抑制物	《国外医学：输血及血液学分册》1995，18(4)：218-221
12	王钦红综述；王鸿利、邵慧珍审校	富组氨酸糖蛋白研究进展	《国外医学：输血及血液学分册》1996，19(2)：93-95
13	王钦红综述；王鸿利、邵慧珍审校	APC 抵抗与静脉血栓形成	《国外医学：输血及血液学分册》1996，19(2)
14	储海燕综述；王鸿利审阅	遗传性抗凝血酶Ⅲ缺陷症	《国外医学：输血及血液学分册》1997，20(6)：325-328
15	储海燕综述；王鸿利审阅	遗传性抗凝血酶Ⅲ缺陷症分子生物学进展	《中华血液学杂志》1998，14(3)：162-164
16	赵维莅综述；王鸿利审阅	组织因子途径抑制物(TFPI)的临床研究进展	《国外医学：输血及血液学分册》1998，21(2)：87-91
17	李志广综述；王鸿利审阅	活化蛋白 C 抵抗与动脉血栓性疾病的关系	《国外医学：输血及血液学分册》1999，22(4)：222-225
18	郭为民综述；王鸿利审阅	葡激酶的临床应用进展	《国外医学：输血及血液学分册》1999，22(4)：248-251
19	郭为民综述；王鸿利审阅	凝血酶激活的纤溶抑制物	《国外医学：临床生化与检验分册》1999，20(5)：205-206
20	郭雪梅综述；王鸿利审阅	血友病 A 基因治疗进展	《国外医学：输血及血液学分册》2000，23：42-45
21	刘元昉综述；王鸿利审阅	血友病 A 携带者诊断方法的研究进展	《国外医学：临床生化及检验分册》2001，22(4)：191-192
22	陈红兵综述；郑佐娅、王鸿利审阅	凝血酶-抗凝血酶复合物的检测和临床应用	《国外医学：临床生化及检验分册》2001，22(5)：252-254
23	尹俊综述；王鸿利审阅	遗传性凝血因子 X 缺乏症的基因缺陷	《国外医学：输血及血液学分册》2001，24(6)：500-503
24	康文英综述；王鸿利审校	血友病 A 基因治疗的靶细胞研究进展	《国外医学：输血及血液学分册》2001，24(6)：503-505
25	尹俊综述；王鸿利审阅	人凝血因子Ⅷ基因表达调控的研究	《国外医学：输血及血液学分册》2002，25(1)：35-38
26	段宝华综述；王鸿利审阅	血友病 B 患者及其携带者基因诊断的进展	《国外医学：临床生化及检验分册》2002，23(3)：133-134

27	钱高潮综述；王鸿利审阅	血栓调节蛋白基因变异的研究进展	《国外医学：输血及血液学分册》2002,25(3)：193-195
28	段宝华综述；王鸿利审阅	人凝血因子 XIII 的研究进展	《国外医学：输血及血液学分册》2002,25(4)：308-311
29	丁秋兰综述；王鸿利审校	重组腺相关病毒载体与血友病 A 的基因治疗	《国外医学：输血及血液学分册》2003,26(1)：33-35
30	康文英综述；王鸿利审校	聚烯胺-胺型树枝状聚合物介导的基因治疗	《国外医学：输血及血液学分册》2003,26(1)：36-37
31	傅启华综述；王鸿利审阅	遗传性抗凝血酶缺乏症研究进展	《国外医学：输血及血液学分册》2003,26(2)：114-116
32	丁秋兰综述；王鸿利审阅	遗传性凝血因子 VII 缺陷症研究进展	《国外医学：临床生化及检验分册》2003,24(2)：97-99
33	武文漫综述；王鸿利审阅	阿司匹林抵抗的机制、检测及临床意义	《国际输血及血液学》2004,27(4)：303-307
34	王文斌综述；王鸿利审阅	凝血因子 X 研究进展	《国外医学：临床生化及检验分册》2004,25(5)：414-416
35	谢爽综述；王鸿利审校	遗传性出血性毛细血管扩张症分子机制的研究进展	《国外医学：临床生化及检验分册》2004,25(3)：255-256
36	方怡综述；王学锋、王鸿利审阅	单基因遗传病植入前基因分析的研究进展	《国际输血及血液学》2005,28(1)：15-17
37	周荣富综述；王鸿利审阅	遗传性蛋白 C 缺陷症的研究进展	《国际输血及血液学》2005,28(3)：227-231
38	沈卫章综述；王鸿利审阅	凝血因子 XII 与血栓形成	《国际输血及血液学》2006,29(1)：13-16
39	谢飞综述；王鸿利审阅	血友病 A 发病的分子机制	《国际输血及血液学》2006,29(2)：113-116
40	方怡综述；王学锋、王鸿利审阅	变型血友病 A 凝血因子 VIII 第一号内含子倒位的研究进展	《国际检验医学杂志》2006,27(3)：235-236
41	谢飞综述；王鸿利审阅	血管性血友病因子(vWF)研究进展	《国际检验医学杂志》2006,27(7)：622-624
42	王鸿利综述	遗传性血小板功能缺陷症研究进展	《国外医学：内科学分册》1977,4(1)：13-15
43	王鸿利综述	传染病与弥散性血管内凝血	《国外医学：流行病、传染病分册》1980,2：67-70
44	王鸿利综述	抗纤溶酶研究进展	《国外医学：输血及血液学分册》1984,1：17-20

45	王鸿利综述	对高凝状态实验指标的评价	《中华检验医学杂志》1984,7：119－121
46	王鸿利综述	肝素引起的血栓栓塞症	《国外医学：输血及血液学分册》1985,8(2)：65－69
47	王鸿利综述	溶栓治疗	《国外医学：输血及血液学分册》1985,8(2)：88－90
48	沈志祥综述；王鸿利审阅	妊娠与血栓栓塞性疾病	《国外医学：妇产科分册》1986,5：267－269
49	王鸿利综述	流行性出血热出凝血机理研究进展	《中华传染病杂志》1989,7(3)：156－159
50	蔡晓红综述；王学锋、王鸿利审阅	抗凝与溶栓治疗的实验室监测及其临床应用	《国际检验医学杂志》2006,27(1)：27－29

（二）讲座（25 篇）

1	王鸿利(述评)	对高凝状态实验指标的评价	《中华医学检验杂志》1984,7(2)：119－120
2	王鸿利	出血性疾病的实验室诊断步骤	《中国实用内科杂志》1986,6(12)：672－674
3	王鸿利	DIC 的治疗	《中国实用内科杂志》1987,7(1)：17－19
4	王鸿利	抗血小板药的临床应用	《临床内科杂志》1988,5(3)：12－15
5	王鸿利	药物性出凝血障碍	《中华血液学杂志》1989,10(4)：219－221
6	王鸿利	血栓前期实验诊断评价	《中华血液学杂志》1991,12(9)：480－482
7	王鸿利	防栓与抗栓治疗实验监测的意见	《中华血液学杂志》1995,16(9)：498－499
8	王鸿利(述评)	广泛开展血栓与止血检验和应用	《中华医学检验杂志》1995,18(2)：69－72
9	王鸿利	分子标志物在诊断血栓前状态的意义	《国外医学：输血及血液学分册》1995,18(2)：67－72
10	王鸿利(述评)	广泛开展血小板检测及其临床应用	《中华医学检验杂志》1996,15(3)：1－2
11	王鸿利(述评)	血栓与止血实验诊断的现状与展望	《国外医学：生化与检验学分册》1996,17(1)：2－3

12	王鸿利（述评）	血栓与止血筛检试验的参考方法与评价	《中华医学检验杂志》1997, 20（1）：39 - 41
13	王鸿利 王学锋	遗传性凝血因子缺陷症的基因诊断（Ⅰ）	《血栓与止血学杂志》2003, 9（4）：164 - 172
14	王鸿利 王学锋	遗传性凝血因子缺陷症的基因诊断（Ⅱ）	《血栓与止血学杂志》2003, 9（4）：173 - 175
15	王鸿利 王学锋	D-二聚体检测方法及其临床应用	《中华医学杂志》2004, 84（2）：171 - 173
16	王鸿利 王学锋	抗栓治疗和溶栓治疗的实验室检测	《中华医学杂志》2004, 84（4）：350 - 352
17	彭黎明 王鸿利（述评）	我国临床血液学检验亟待解决的问题	《中华检验医学》2005, 28（3）：235 - 236
18	王鸿利	血栓与止血检测的应用	《中华检验医学》2005, 28（4）：461 - 464
19	王鸿利	血栓与止血检测的应用	《中华检验医学杂志》2005, 28（4）：461 - 464
20	张利伟 王学锋 王鸿利	弥散性血管内凝血的诊断指南解读	《诊断学理论与实践杂志》2010, 9（4）：358 - 360
21	丁秋兰 王学锋 王鸿利	血友病诊断和治疗的专家共识（Ⅰ）	《临床血液学杂志》2010, 23（1）：53 - 56
22	丁秋兰 王学锋 王鸿利	血友病诊断和治疗的专家共识（Ⅱ）	《临床血液学杂志》2010, 23（3）：121 - 125
23	熊立凡 姚依婷 王鸿利	解读血管性血友病的治疗指南	《内科理论与实践杂志》2012, 6（1）：51 - 56
24	熊立凡 姚依婷 王鸿利	解读血管性血友病的诊断指南	《诊断学理论与实践杂志》2012, 12（1）：25 - 29
25	王鸿利（述评）	出血性疾病的实验室检测与临床应用	《临床检验杂志》2012, 30（7）：481 - 484

代表性教材和著作

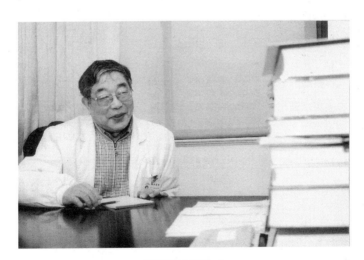

王鸿利在写作中

主编 46 本,副主编 15 本,主审 13 本,参加编写 88 本。选择代表性主 (副)编 50 本和参加编写 30 本,排列如下:

书　　名	主　　编	出 版 社	年 份

(一) 教材类(主编 9 本)

书　　名	主　　编	出 版 社	年 份
《医学检验专业多选题 3750 题》	王鸿利	上海科学技术出版社	1989

《血液学及血液学检验》（五年制统编教材，第一版）	潘瑞彭、王鸿利	人民卫生出版社	1990
《血液学和血液学检验》（五年制统编教材，第二版）	王鸿利	人民卫生出版社	1997
《现代检验医学与临床实践》（上海普通高校"九五"重点教材）	王鸿利、朱明德、赵月林	上海科技文献出版社	1999
《实验诊断学》（七年制统编教材）	王鸿利	人民卫生出版社	2001
《医学实验技术的原理与应用》（研究生教材）	王鸿利、洪秀华	上海科技教育出版社	2004
《实验诊断学》（八年制规划教材）	王鸿利	人民卫生出版社	2005
《实验诊断学》（八年制规划教材，英文版）	王鸿利	人民卫生出版社	2007
《实验诊断学》（八年制规划教材，第二版）	王鸿利	人民卫生出版社	2010

（二）学术类（主编31本）

《实用血液细胞学彩色图谱》	王鸿利、夏宪章、向为民	人民卫生出版社	1985
《现代临床实验诊断学》	陈国伟、王鸿利	广东科学技术出版社	1987
《血栓与止血检验技术》	王鸿利、包承鑫、阮长耿、宋善俊、邵慧珍	上海科学技术出版社	1992
《临床医学与检验诊断》	王鸿利、朱明德、王同明	上海科学技术文献出版社	1996
《血液实验学》	李家增、王鸿利、韩忠朝	上海科学技术出版社	1997
《现代急诊医学》	张存田、王鸿利、战胜军	中医古籍出版社	1998
《血栓病学》	李家增、贺石林、王鸿利	科学出版社	1998
《肝素临床应用》	黄寿吾、王鸿利	河南医科大学出版社	1999
《血液病手册》	欧阳仁荣、王鸿利、沈志祥	上海科学技术出版社	2000
《中华检验医学大辞典》	王鸿利、叶裕春	上海科学技术出版社	2000

《临床医学试题与解答诊断分册》	王鸿利、巫向前、邬亦贤	人民卫生出版社	2000
《弥散性血管内凝血》（第二版）	宋善俊、王鸿利、李家增	上海科学技术出版社	2001
《临床实验诊断学》	孙荣武、王鸿利	上海科学技术出版社	2001
《血栓与止血的检测及应用》	王学锋、王鸿利	世界图书出版公司（上海）	2002
《血浆和血浆蛋白制品的临床应用》	王鸿利	上海科学技术文献出版社	2002
《血栓与出血的诊断及治疗》	李家增、王鸿利、王兆铖、王学锋	上海科技教育出版社	2003
《血栓病临床新技术》	王鸿利、王学锋	人民军医出版社	2003
《现代出血病学》	李家增、王鸿利、贺石林	上海科学技术文献出版社	2004
《血栓与止血基础理论与临床》（第三版）	王振义、李家增、阮长耿、宋善俊、王鸿利、韩忠朝	上海科学技术出版社	2004
《血液细胞基础学》	王凤计、王鸿利	贵州科学技术出版社	2005
《实用实验诊断学》	王鸿利、沈霞、丁磊	世界图书出版公司（上海）	2006
《临床检验诊断手册》	王鸿利、樊绮诗、王也飞	世界图书出版公司（上册）	2006
《血液病诊断学》	沈志祥、王鸿利、胡翊群	上海科学技术出版社	2006
《现代实验诊断学》	王鸿利、周新、洪秀华	世界图书出版公司（上册）	2007
《血友病》	杨仁池、王鸿利	上海科学技术出版社	2007
《实用检验医学》（第一版，上册）	丛玉隆、王鸿利、仲人前、周新、童明庆	人民卫生出版社	2009
《抗血栓药和溶血栓药临床应用》	李家增、王鸿利、包承鑫	科学技术文献出版社	2009
《现代临床血液学》	林果为、欧阳仁荣、陈珊珊、王鸿利、余润泉、许晓平	复旦大学出版社	2012

《实用检验医学》（第二版，上册）	丛玉隆、王鸿利、仲人前、周新、童明庆	人民卫生出版社	2012
《临床血栓病学》	李家增、贺石林、王鸿利	上海交通大学出版社	2013
《临床血液实验学》	王鸿利、丛玉隆、王建祥	上海科学技术出版社	2013

（三）学术类（副主编 10 本）

《血栓与止血基础理论与临床》（第一版）	王振义、李家增、阮长耿主编；宋善俊、王鸿利、韩忠朝副主编	上海科学技术出版社	1988
《现代急诊内科学》（第一版）	陈国伟主编，王鸿利副主编	广东科学技术出版社	1990
《现代急诊内科学》（第二版）	陈国伟主编；王鸿利副主编	广东科学技术出版社	1995
《血栓与止血基础理论与临床》（第二版）	王振义、李家增、阮长耿主编；宋善俊、王鸿利、韩忠朝副主编	上海科学技术出版社	1996
《血液病治疗学》	王风计、曲垣瑞主编；王鸿利副主编	天津科学技术出版社	1997
《医学导论》	顾鸣敏主编；张君慧、王鸿利副主编	上海科学技术文献出版社	2001
《高级临床内科学》	陈国伟主编；王鸿利副主编	中南大学出版社	2002
《白血病》	宋善俊、陆道培、郝玉书主编；王鸿利、邹萍、陈燕副主编	湖北科学技术出版社	2004
《血栓性疾病的诊断与治疗》	刘泽霖、贺石林、李家增主编；王鸿利、刘敏娟、文志斌副主编	人民卫生出版社	2006
《医家金鉴内科学卷》	王海燕主编；王鸿利等副主编	军事医学科学出版社	2007

(四) 参加编写的教材和学术著作(代表性的 30 本)

教材类(5 本):

①《诊断学》(陈文彬主编,第五版,2001);②《诊断学》(陈文彬、潘祥林主编,第七版,2008);③《实验诊断学》(康熙雄主编,2009);④《临床医学概要》(王振义、孟承伟主编,第一版,1991);⑤《临床医学概要》(朱明德、石应康主编,第二版,2004)。

著作类(25 本):

①《出血性疾病》(徐福燕主编,1979);②《实用消化病诊治学》(孟宪庸主编,第一版,2000);③《实用消化病诊治学》(孟宪庸主编,第二版,2006);④《全国临床检验操作规程》(叶应妩、王毓三、申子瑜主编,第三版,2005);⑤《现代内科疾病诊断与治疗学》(顾同进、殷民德、郑松柏主编,2004);⑥《内科学教程》(梅长林、李兆申主编,2003);⑦《内科新理论与新技术进展》(戴瑞鸿、林果为、林庚金等主编,第二版,2002);⑧《临床血液学》(邓家栋、杨崇礼、杨天楹等主编,第一版,1985;⑨《临床血液学》(第二版,2001);⑩《现代医学新理论与新技术》(巴德年、王振义主编,2000);⑪《药理学和药物治疗学全书》(杨藻震主编,2000);⑫《血栓性疾病的诊断与治疗》(刘泽霖、贺石林、李家增主编,第一版,2000);⑬《中华内科学》(陈敏章主编,1999);⑭《现代血栓病学》(汪钟、郑植荃主编,1997);⑮《重症肝炎》(沈耕荣、余书文主编,第一版,1990);⑯《重症肝炎》(第二版,1998);⑰《遗传性血液病》(曾溢滔主编,1994);⑱《血栓形成与临床医学》(贺石林、李家增主编,1991);⑲《内科理论与实践》(黄铭新、江绍基主编,第一版,1988);⑳《内科理论与实践》(黄定九主编,第二版,2009);㉑《血小板基础与临床》(阮长耿主编,1987);㉒《中华临床药物学》(徐淑云主编,2003);㉓《现代外科基本问题》(林言箴主编,2000);㉔《糖尿病足病诊疗新进展》(谷涌泉、张健、许樟荣主编,2005);㉕《血液病诊断及疗效标准》(张之南、沈悌主编,第三版,2007)等。

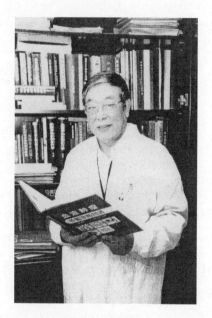

王鸿利和他的著作

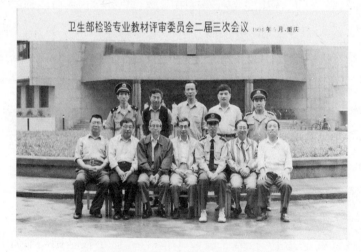

王鸿利(前排左二)出席教材评审工作会议

代表性学术交流和学习班授课

选择有代表性的国内外学术交流 50 次和学习班（进修班）授课 25 次排列于下。

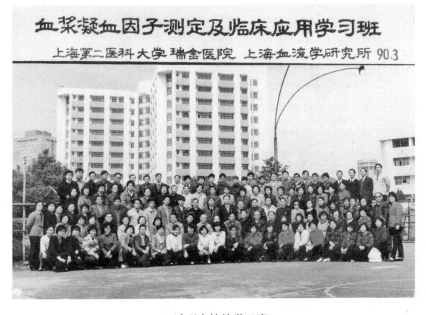

王鸿利主持的学习班

（一）代表性学术交流（50次）

年份	学术会议	交流内容
1980	中华医学会内科学会（广州）	血小板功能异常性疾病（附178例报道）
1982	血栓止血会议（常州）	我国血栓与止血研究现状
1983	血栓止血会议（泰安）	血小板功能异常症的进展
1986	中日血液病会议（天津）	肝病凝血障碍的实验检测
1986	第一届血栓与止血会议（西安）	参与制定常见出血性疾病诊断标准
1987	国际妇产科学术会议（上海）	妊高征的高凝状态
1988	第二届血栓止血会议（重庆）	发色底物检测及其应用
1990	第三届血栓止血会议（苏州）	肝炎患者的止凝血障碍
1991	上海市血液学会议（上海）	DIC的诊断与治疗进展
1993	全国心血管疾病实验诊断会议（上海）	血小板活化因子（PAF）的检测与应用
1993	全国血栓研究会议（镇江）	血栓前状态实验诊断
1994	第四届血栓与止血会议（武汉）	血栓与止血分子标志物检测及应用
1994	第二届临床检验会议（南宁）	血栓与止血实验诊断进展
1995	全国临床检验标准化会议（武夷山）	常用血栓与止血检测方法的标准化建议
1995	全国心血管溶血栓会议（昆明）	抗栓和溶栓治疗的实验室检测
1996	全国医学检验会议（武汉）	血栓与止血检验的国内现状
1997	中华血液-检验分会血栓与止血专家研讨会（舟山）	出血病的筛查试验
1997	第四届血栓与止血学术会议（烟台）	抗栓和溶栓治疗的实验监测进展
1998	华东六省一市检验学术会议（温州）	组织因子途径抑制物的检测与应用
1999	中、英、法血友病学术会议（合肥）	凝血因子Ⅷ抑制物的诊断和治疗
1999	中欧实验室管理研讨会（佛罗伦萨）	中国检验医学教育现状
1999	第五届血栓与止血学术会议（长沙）	凝血酶激活的纤溶抑制物
2000	国际华人临床生物化学检验会议（香港）	中国医学检验教育现状
2000	第一届海峡两岸血液学学术会议（台北）	我国（大陆）血友病研究现状（王振义教授代表报告）
2000	第五届全国医学检验学术会议（大连）	检验医学教育的现状和未来

年份	学术会议	交流内容
2001	检验医学教育学术会议(黄山)	示范课：DIC 的诊断与治疗
2001	第二届海峡两岸血液学学术会议(上海)	我国血友病的基因诊断和基因治疗研究现状
2002	第五届中日实验室技术学术会议(京都)	血友病基因诊断
2003	第七届全国血栓与止血学术会议(福州)	遗传性凝血因子和抗凝因子缺陷症的分子发病机制研究
2003	全国实验血液学学术会议(上海)	血友病基因治疗
2003	中华检验医师学会成立大会(北京)	血液病检验与临床的联系
2003	第 14 届长城国际心脏病学术会议(北京)	血栓形成机制
2004	世界血友病联盟(WFH)会议(曼谷)	中国血友病的基因诊断和治疗现状
2005	世界血友病联盟(WFH)会议(上海)	血友病基因诊断
2005	上海市血液学术会议(宁波)	DIC 的新概念
2006	第九届诊断学教学改革会议(济南)	血栓与止血检测项目的优化组合应用和在实验监测下个体化用药
2006	第四届亚太地区血栓与止血会议(苏州)	遗传性出血病和血栓病的基础与临床研究
2007	吉林省血液学会年会(长春)	新型抗凝药物和抗血栓药物的应用
2007	第 11 届全国血栓止血学术会议(太原)	原发性纤溶症的诊断和鉴别诊断
2007	海峡两岸检验学术会议(福州)	遗传性出血病的临床检测与基因诊断
2007	第 11 届中华内科学会年会(杭州)	高凝状态的诊断及处理
2008	华东六省一市血液学学术会议(徐州)	DIC 的新进展
2008	全国检验医学学术会议(南京)	FDP/D－D 的检测与应用
2009	中华中医药学会第三届血栓病学术会议(郑州)	血栓与止血的检验与应用
2009	中华检验分会成立 30 周年大会(北京)	血液学检验与临床的结合
2010	第 13 届诊断学教学改革会议(广州)	病例剖析是诊断学教学的一个重要环节

年份	学　术　会　议	交　流　内　容
2010	第五届全国检验与临床学术会议（杭州）	深入临床提高血液学检验水平
2011	上海骨科学会高峰会议（上海）	浅谈肝素治疗的几个问题
2011	第一届东方国际儿科学术会议（上海）	遗传性出血病的现代诊断与治疗
2011	中华医学会新疆血液学会年会（克拉玛依）	VTE 的规范化诊断和治疗

（二）代表性学习班授课（25 次）

年　份	学习班（进修班）	讲课内容	地点（见证人）
1973～1977	瑞金医院内科进修医生讲座（每年一期共5 期）	DIC 的诊断与治疗	上海瑞金医院内科（徐家裕教授）
1977	南通医学院学习班	出血性疾病的诊断和治疗	南通医学院附院（杨锦媛主任）
1978	常州市医学会	外科/产科与 DIC	常州市医学会（华铮主任）
1978～1988	上海医学会血液病进修班（每年一期，每期 28～32 节课）	出血性疾病的诊断与治疗	仁济医院（欧阳仁荣教授）
1979	无锡市医学会	血液成分治疗	无锡市医学会（姚百进主任）
1981	徐州市医学会	高凝状态	徐州医学院附院（潘秀英主任）
1981～1990	全国出血性疾病短训班（每年一期，共10 期）	出血性疾病的实验检查与诊断	上海瑞金医院（支立民、黄雅萍）
1982	南昌医学会（34节课）	出血性疾病检验与临床	南昌医学会（李宗浩主任）
1982～1986	全国传染病进修班（每年一期，共 5 期）	肝病的凝血障碍和 DIC的诊断与治疗	上海传染病医院（巫善明院长）

年　份	学习班(进修班)	讲课内容	地点(见证人)
1983	安徽省检验培训班(共计 48 节课)	血液病实验室检查	蚌埠医学院(李涤生主任)
1984	全国血液病进修班	血栓形成机理及其检验指标的应用	苏医附一院(王兆铖教授)
1984～1985	全国结核病进修班	DIC 及其诊治	上海市第一结核病医院(邓伟吾教授)
1997～2011	全国血栓与止血进展学习班(每年一期,共计 15 期)	血栓与止血检测与应用	上海瑞金医院(王学锋教授)
2003～2006	北大人民医院进修班(每年一期,共 4 期)	血栓形成机制;抗凝和溶栓治疗的血液学原理;血栓形成的实验检查	北大人民医院(许俊堂教授)
2004	昆明医学会	新的抗血栓药物的临床应用	昆明医学会(崔山明主任)
2004～2007	中华医学会血栓相关疾病防治进展系列讲座(每年 3～4 期)	抗栓和溶栓治疗的药理作用;瑞潘通的药理作用和临床应用;抗凝和溶栓治疗的实验监测;生化标志物在 ACS 患者危险分层、治疗和预后中的意义	中华医学继续教育视听杂志社(丁晓榕主任)
2005	深圳北大医院	血栓与止血检验的热点和趋势	深圳北大医院(彭黎明主任)
2005	上海仁济医院	DIC 实验诊断与循证医学	仁济医院(熊立凡教授)
2005～2010	瑞金血液病进展班(每年一期,共 6 期)	恶性血液病与 DIC;恶性血液病与血栓形成	瑞金医院血液科(赵维莅主任)
2005～2011	《血栓与止血学》杂志培训班(每年一期,参加 7 期)	血栓性疾病的实验检查;血友病的基因诊断;抗凝和溶栓治疗;出血病的实验检测	广州医学院附二院(刘泽霖教授)
2007	华山医院	DIC 实验诊断与循证医学	华山医院(谢毅院长)

年　份	学习班(进修班)	讲课内容	地点(见证人)
2008	浙江大学妇产科医院	产科出血和血栓的诊治	浙医妇产科医院(吕时铭教授)
2010	温州医学院研究生班	遗传性出血病的现代诊断	温州医学院(吕建新教授)
2010	江苏大学研究生班	血友病携带者和产前诊断	江苏大学（许文荣教授）
2011	上海中西医结合医院	出血病的实验诊断	上海中西医结合医院（王伟灵主任）

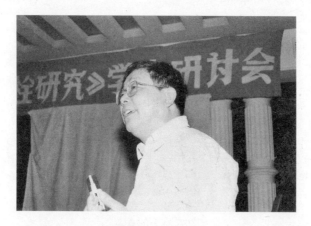

王鸿利在作学术讲座

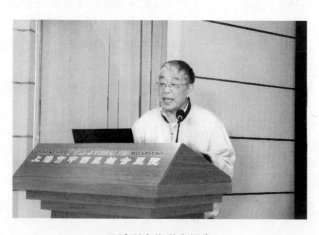

王鸿利在作学术报告

奖励情况和荣誉称号

奖励情况共计 62 项,其中教学成果奖 8 项,医疗成果奖 5 项,科技进步奖 31 项,著作奖 18 项。

(一) 教学成果奖(8 项)

编号	获奖名称	获奖等级	完成人名次	发奖单位	年份
1	加强配套教材建设,全面提高教学质量	上海市一等奖(009)	1	上海市教委	1997
		上海第二医科大学一等奖	1	上海第二医科大学	1997
		国家二等奖(1997-2-156-2)	1	国家教育部	1997
2	结合医学检验专业特点,培养学生动手能力和自学能力	上海市一等奖	1	上海市教委	1998
		上海第二医科大学一等奖	1	上海第二医科大学	1998
		国家二等奖	1	国家教育部	1998

编号	获奖名称	获奖等级	完成人名次	发奖单位	年份
3	实验诊断教学改革	上海市教委二等奖	2	上海市教委	1999
		上海第二医科大学一等奖	2	上海第二医科大学	1999

(二) 医疗成果奖(5 项)

编号	获奖名称	获奖等级	完成人名次	发奖单位	年份
1	血友病手术的检测及围手术期的处理	上海市第三届临床医疗成果奖三等奖	1	上海市卫生局	1999
		上海第二医科大学一等奖	1	上海第二医科大学	1999
		瑞金医院一等奖	1	瑞金医院	1999
2	血友病携带者和产前诊断	瑞金医院医疗成果奖一等奖	3	瑞金医院	2011
3	血栓与止血新方法的建立及临床应用	上海市医疗成果奖二等奖	2	上海市卫生局	2005

(三) 科技进步奖(31 项)

编号	获奖名称	获奖等级	完成人名次	发奖单位	年份
1	血栓与止血的检验与应用	上海第二医科大学一等奖	1	上海第二医科大学	2003
		国家卫生部二等奖(98-Ⅱ-13-1)	1	国家卫生部	1998
		上海市科技进步奖二等奖(98-2087)	1	上海市人民政府	1998
		国家科技进步奖三等奖(15-3-010-02)	1	国务院	1999

编号	获 奖 名 称	获 奖 等 级	完成人名次	发 奖 单 位	年 份
2	重要脏器血栓栓塞的基础与临床研究	国家科技进步奖二等奖(2004－J－233－2－01－R01)	1	国务院	2004
		上海市科技进步奖一等奖	1	上海市人民政府	2003
		中华医学科技进步奖二等奖	1	中华医学会	2003
		上海医学科技奖一等奖	1	上海医学科技奖委员会	2002
3	遗传性凝血因子缺陷症和抗凝因子缺陷症基础与临床研究	上海医学科技奖二等奖	1	上海医学科技奖委员会	2003
		上海市科技进步奖一等奖	1	上海市人民政府	2004
		中华医学科技奖二等奖(200402106p1001)	1	中华医学会	2005
		教育部提名国家科技二等奖	1	国家教育部	2005
4	遗传性凝血因子缺乏所致出血病与抗凝因子缺乏所致血栓病的研究	教育部二等奖(2004－223)	1	国家教育部	2005
5	遗传性出血病的基础研究和临床应用	国家科技进步奖二等奖(2007092271－1－01)	1	国务院	2007
6	血栓与止血新方法的建立及临床应用	上海医学科技奖二等奖	2	上海医学科技奖委员会	2005
		上海市科技进步二等奖(2005－09312－2－02)	2	上海市人民政府	2005
7	血友病和血管性血友病的研究	中国高校科技二等奖(2000－140)	1	国家教育部	2001

生命之桥
——王鸿利教授从医执教50年文集

编号	获奖名称	获奖等级	完成人名次	发奖单位	年份
8	血友病基础与临床研究	上海市科技进步奖二等奖(012035)	1	上海市人民政府	2001
		中华医学科技奖二等奖(200103057P1001)	1	中华医学会	2001
9	急性白血病出血的基础与临床研究	上海市科技进步三等奖	1	上海市人民政府	2001
		中华医学科技奖二等奖(2002021－77U0201)	1	中华医学会	2002
10	大黄醇提取物治疗胃、十二指肠溃疡的综合研究	上海市卫生局一等奖	主要负责人之一	上海市卫生局	1982
		卫生部甲等奖	主要负责人之一	国家卫生部	1982
11	凝血因子Ⅷ的基础和临床研究	卫生部乙等奖	4	国家卫生部	1982
12	凝血因子Ⅷ相关抗原抗血清制备及应用	卫生部乙等奖	4	国家卫生部	1981
13	孕期抗凝系统检测以探讨妊高征的发病机理	上海市科技进步奖三等奖	3	上海市人民政府	1992
14	重症病毒性肝炎的防治及发病机理研究	上海市科技进步奖二等奖	3	上海市人民政府	1987
15	正常孕妇和妊高征患者凝血、抗凝和纤溶的研究	上海市科技进步奖三等奖(933182)	2	上海市人民政府	1993
16	试剂盒专利	专利号 CN1402005	2	上海市专利局	2003
17	β-TG提纯、抗血清制备及放射免疫测定"药盒"的研制	上海市科技进步奖三等奖	5	上海市科委	1986
18	避孕药-复方甲地孕酮对凝血、抗凝血、纤溶及血小板影响的研究	国家计划生育委员会三等奖	5	国家计划生育委员会	1986

（四）著作奖（18 项）

编号	获奖名称	获奖等级	完成人名次	发奖单位	年份
1	《现代出血病学》	优秀科技图书二等奖	2	十八届华东地区科技图书评奖委员会	2005
2	《实验诊断学》（七年制统编教材）	上海市优秀教材二等奖	1	上海市教育委员会	2003
3	《现代检验医学与临床实践》	上海市优秀教材奖二等奖（9311 - 55）	1	上海市教育委员会	2001
		上海第二医科大学一等奖（2001003）	1	上海第二医科大学	2001
4	《血液学和血液学检验》	上海市优秀教材二等奖	1	上海市教育委员会	1999
		卫生部科技进步奖三等奖（99 - 3 - 10101）	1	国家卫生部	1999
5	《临床实验诊断学》	优秀科技图书二等奖	2	十八届华东地区科技图书评奖委员会	2005
6	《医学实验技术的原理与应用》	上海市优秀教材奖二等奖	1	上海市教育委员会	2006
7	《现代临床实验诊断学》	广东省科技进步奖三等奖	2	广东省科委	1992
		广东省临床成果二等奖	2	广东省卫生厅	1992
8	《现代急诊内科学》	广东省科技进步奖三等奖	2	广东省科委	1992
		广东省临床成果二等奖	2	广东省卫生厅	1992
		中南地区科技图书奖一等奖	2	中南地区科技图书评奖委员会	1992
9	《现代血栓病学》	卫生部科技进步奖三等奖	3	国家卫生部	1997
10	《实验诊断学》（八年制规划教材）	上海交通大学教材奖特等奖	1	上海交通大学	2009
11	《实用血液细胞图谱》	上海第二医科大学自编教材奖一等奖	1	上海第二医科大学	1986
12	《检验系教材建设》	1996 年优秀教学成果奖	1	上海第二医科大学	1997
13	《医学检验多选题 3570 题》	上海第二医科大学优秀教材三等奖	1	上海第二医科大学	1995

荣誉称号（26 项）

荣 誉 称 号	表 彰 单 位	年 份
国务院特殊津贴	国务院	1992
上海市育才奖	上海市教育委员会	1997
1987 年度科研先进工作者	上海第二医科大学	1998
1997 年先进教师	上海第二医科大学	1998
1997 年全国优秀教师（9831023）	国家教育部	1998
1998 年先进教师	上海第二医科大学	1998
2000 年我最爱戴的好教授	上海第二医科大学	2000
2002 年宝钢教育奖	上海市宝钢教育奖委员会	2002
第六届优秀青年教师 2003 年度考核优秀导师	上海第二医科大学	2003
上海第二医科大学"校长奖"（2004）	上海第二医科大学	2005
第二届上海市教学名师奖	上海市人民政府	2006
上海交通大学教学名师奖	上海交通大学	2006
中华医学会特殊贡献奖	中华医学会检验分会	2008
中国检验医学 2009 年度评选十大杰出贡献人物（20100131010003）	中华医学会	2010
诊断学教学特别贡献奖	全国高等医学教育学会诊断学分会	2012

党内荣誉称号共 9 次,其中包括:中共上海交通大学委员会 1 次,中共上海第二医科大学委员会 4 次,中共瑞金医院委员会 4 次。

其他荣誉称号:上海市学习雷锋积极分子（1963）和上海市三好学生（1963）。

学术刊物和任职

担任 17 种学术刊物编委,其中主编 2 本,副主编 5 本,常务编委 5 本,编委 5 本,其他国内外学术杂志审稿十余本。

主编(2 本):

《实验诊断学》(《中国实验诊断学》)　　　　　　　2001 年起

《诊断学理论与实践》　　　　　　　　　　　　　2001 年起

副主编(5 本):

《上海医学检验》(《检验医学》)　　　　　　　　1985～2002 年

《中国微循环》　　　　　　　　　　　　　　　　2003 年起

《微循环》　　　　　　　　　　　　　　　　　　2004 年起

《血栓与止血学》　　　　　　　　　　　　　　　1994 年起

《江西医学检验》(《实验与检验医学》)　　　　　1995～2008 年

常务编委(5 本):

《实用内科学》(《中国实用内科》)　　　　　　　1987～2003 年

《国际检验医学》　　　　　　　　　　　　　　　1985 年起

《临床血液学》　　　　　　　　　　　　　　　　2000 年起

《中国检验医学与临床》 2000 年起

《中华医学实践杂志》 2001 年起

编委(5本):

《中国实验血液学》 1992 年起

《临床内科学》 2001 年起

《国外医学输血及血液学分册》

　　(《国际输血与血液学》) 1984～2006 年

《中华检验医学杂志》资深编委 2005 年起

《上海第二医科大学学报》

《上海交通大学学报(医学版)》 2001～2009 年

其他: 国内外杂志审稿多本

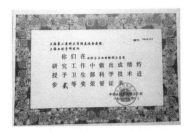
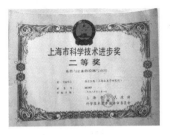
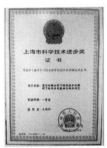
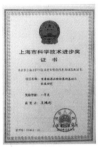
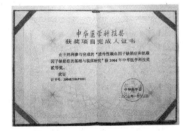
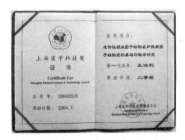
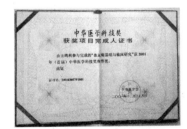
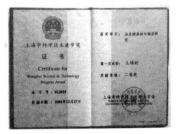
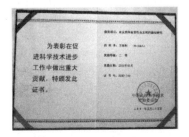

部分奖励证书和照片（Ⅰ）

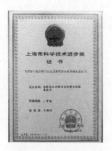
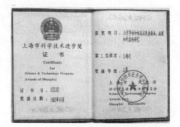
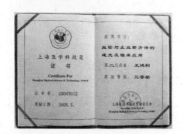
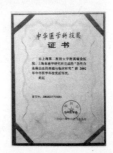
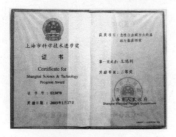
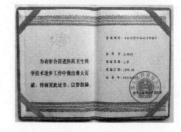
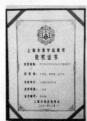
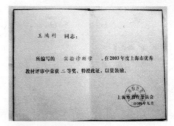
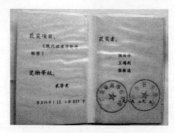

部分奖励证书和照片（Ⅱ）

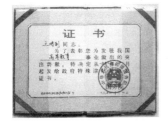
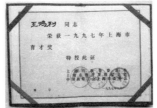
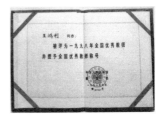

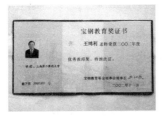
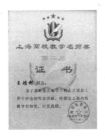
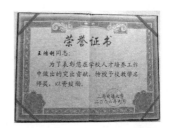

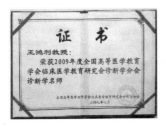
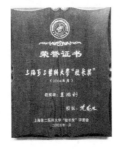
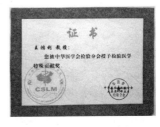

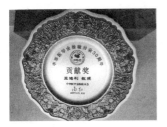
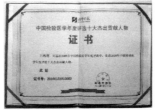
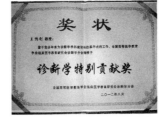

部分荣誉证书和照片（Ⅰ）

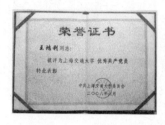
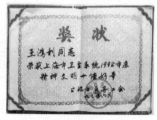
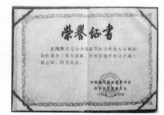

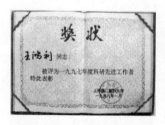
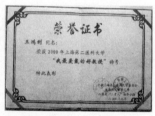
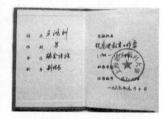

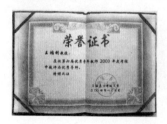
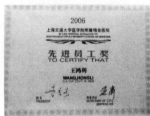
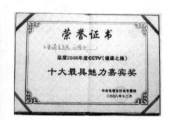

部分荣誉证书和照片（Ⅱ）

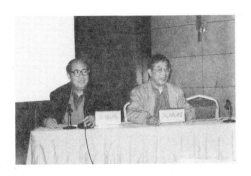

王鸿利与李家增主持学术会议

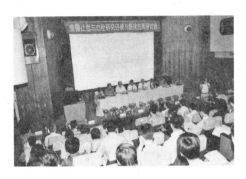

王鸿利在学术会议主席台上

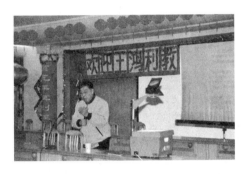

王鸿利介绍学术进展

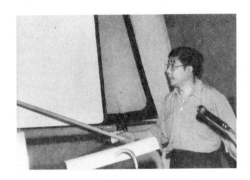

王鸿利在作学术报告

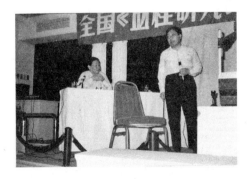

王鸿利在学术会议上发言

部分学术活动照片（Ⅰ）

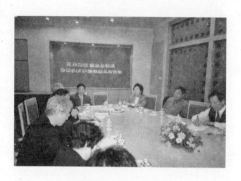

王鸿利参加学术讨论

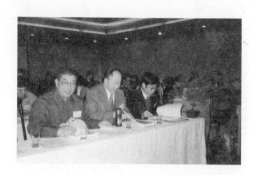

王鸿利在听学术报告

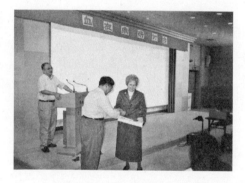

王鸿利邀请国际专家来华讲课

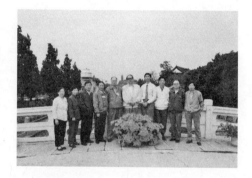

王鸿利（左三）参加全国学术研讨会合影

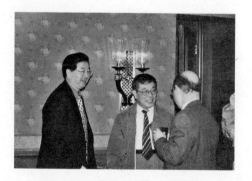

王鸿利（左二）与丛玉隆等作学术讨论

部分学术活动照片（Ⅱ）

印 象 与 感 言

良师益友　学习的楷模

——王鸿利教授

那是在 1983 年秋,我刚刚研究生毕业,跟随恩师王淑娟教授参加"第一届全国临床检验学术会议"。在第一天上午的大会报告中,有一位风度翩翩的中年学者做了题为《六种凝血时间试验方法学比较》的报告。报告从基础理论、方法学评价和临床价值三方面对凝血时间试验在各型血友病和其他出血性疾病进行了系统的比较,引起了与会同行强烈的反响,给我留下了深刻的印象。使我认识到一个简单的凝血试验,人家做出这么多如此有意义的工作。做好检验工作照实是件不容易的事。小小例子至今使我难忘,终身受益。这个学者就是当今我国著名的临床血液学家、实验诊断学家王鸿利教授。在王淑娟教授的引荐下,我结识了王鸿利教授,至今已经 30 年了,他一直是我学习上的楷模,工作中的良师益友。

王鸿利教授知识渊博,治学严谨。他对15种遗传性出血病和4种遗传性血栓病进行了临床诊断、家系调查、实验检测和基因分析,在国际上分别首先报道了143个和18个突变基因;首次发现并优化组合适合国人而不同于西方的F8基因9个、F9基因6个多态性位点,使500余例血友病携带者和产前诊断的诊断符合率达100%;制定的符合国情而又不同于国外的治疗方案,可节省血液制品1/3~1/2,特别适用于发展中国家的需要,被国际血友病联盟(WFH)和我国卫生部纳入《血友病的治疗指南》。

王鸿利教授热心于检验医学教育事业,由他参与创办的原上海第二医科大学(现名上海交通大学医学院)检验系为我国培养了许许多多优秀人才;主编、编写的教材和专著成为一代又一代检验人必读的参考书,荣获全国优秀教师和上海市教学名师的光荣称号。他热衷于检验学会的学术交流,几乎历届专业学术大会上都可聆听到他的精彩报告。他作继续教育的讲座不下百场,他培养的学子桃李满天下,为我国检验医学事业的技术梯队建设作出了突出贡献。

王鸿利教授待人谦和、谦虚谨慎、关爱下属、乐于助人,只要他能做到的,有求必应。他事事以身作则,在我的记忆里,我做全国临床检验学组组长16年至今,学组召开的专家会议20多次,王教授只因重大会诊请假一次,而且还几次委托人替他请假,这种精神深深感动着我。

在这王鸿利教授从医、执教50周年的大喜日子里,我代表中国医师协会检验医师分会向深受业内同道们尊敬的王鸿利老师(我认为这种称谓更亲切)表示最崇高的敬意、最热烈的祝贺、最诚挚的感谢和最衷心的祝愿。祝贺他在医疗、教学、科研、人才培养中取得的丰硕成果,感谢他对我国检验医学学术水平的提高和学科建设的发展作出的突出贡献。祝福王鸿利教授身体健康,家庭幸福。

丛玉隆

2012年6月2日

(中国医师协会检验医师分会会长、中华医学会检验分会前任主任委员,中国人民解放军总医院主任医师、教授、博导)

勤奋努力　学术领先

——写于王鸿利教授从医执教 50 年之际

2012 年是我国著名检验学和血液学专家、瑞金医院终身教授王鸿利从医执教的第 50 个年头。回首这半个世纪的医学生涯,他潜心研究,硕果累累,获得国家科技进步奖三次,上海市科技进步奖一等奖两次,以及卫生部、教育部和中华医学科技进步奖十余次;全国优秀教师、上海市教学名师奖、上海市育才奖、宝钢教育奖等荣誉……这一连串耀眼的光环和成就,记载着王鸿利教授 50 年如一日的勤奋和努力,记载着他对医学的勇于探索、积极追求的科学态度,也记载着他治学严谨、堪为师范的美德。

我于 1983 年考入瑞金医院攻读硕士学位,师从著名的血液学家陈淑蓉教授。我的实验研究工作主要在王鸿利教授领导的出凝血实验室完成。在两位老师的倾心指导下,我在国内首先建立了血小板减少性紫癜患者"血小板相关抗体和补体检测"的方法学,当时在国内产生很大影响。毕业后,我留在瑞金医院血液科工作。在近 30 年的时间里与王鸿利教授紧密合作,对他的学识、为人有比较深的了解。

王鸿利教授将自己的执着和严谨投入于血液学检验和研究工作中,经过几十年的积累,在血栓与止血的基础研究与临床诊治方面积累了丰富的经验。他提倡建立出血病和血栓病的"临床诊断、家系调查、表型检测、基因诊断和功能研究"的完整诊断体系,有力地推动了我国血栓与止血诊断技术的提升;由他提出的血栓与止血实验的优化组合和实验检测下的出血病、血栓病个体化治疗的观点,有效地提高了相关疾病的诊治水平,相关内容已被写入医学专业全国规划教材。

尤其值得一提的是王鸿利教授在大量循证检验医学工作积累的基础上,

向卫生部提出"对所有手术患者应联合进行血小板计数、凝血酶原时间、活化部分凝血活酶时间检测"。以便及时发现止血缺陷患者,保障手术安全。卫生部给予高度关注与重视,于2000年将其建议以〔卫生部2000年412号文件〕的形式下发至全国各级医疗单位执行。自此,我国避免了因疏于术前止凝血检查而导致围手术期异常出血事件的发生,产生了巨大的社会效益。

血友病是最常见的遗传性出血病,患者自发性或轻微损伤后的出血常伴随终身,凝血制剂替代治疗是迄今唯一有效的手段,但其昂贵价格且具有传播输血相关传染病的风险,给患者及其家庭和社会带来极大的痛苦和负担。在我国,杜绝患病胎儿的出生是当今降低血友病患病率的最有效措施。王鸿利教授带领他的课题组在国内率先对血友病的诊断进行了深入细致的研究。从早期的表型诊断技术开发入手,到目前系统基因诊断体系的建立,历时20余年,使瑞金医院成为国内唯一常规进行以血友病为代表的出血病、血栓病基因诊断的医疗机构,在国内外产生重大影响。迄今已对500余个血友病家系实施基因诊断,其诊断率和准确率均为100%。为优生优育,提高人类健康水平作出积极贡献。

德艺双馨是对德高望重的艺术家的最高褒奖。我以为王鸿利教授应该获得"医德双馨"的称号。医者,高尚医术也。50年中,他精湛的医术给无数患者带来福音。他制定了出血病患者围手术期的止血方案,与国外方案比较达到同样的止血效果,但节约凝血因子制剂达30%~50%;遗传性出血病、血栓病基因诊断体系的建立,使这些严重危害人类健康的疾病变为可防可治。德者,高尚医德也。他心中藏有患者,在自身心肌梗死的非常时期,还惦记着自己发病前疑诊急性白血病的来自农村患者,叮嘱同事一定要到血液科安排好其治疗。近年,年逾70高龄,王老师对患者的关心丝毫未减。每次专家门诊,来自全国的患者一再加号,他毫无怨言,总是坚持将最后一个患者看完,一上午的门诊常常延续到下午。

王鸿利教授的格言是"做人、做事、做学问,尽心、尽力、尽责任",正是这一份责任心和淡泊名利的专注力,让他50年来始终坚守在医、教、研第一线,他的为人、他的学识和他对医学的执着始终感染着周边的每一个人，他永远是我们学习的榜样。

沈志祥

2012 年 5 月 27 日

（中华医学会血液学分会主任委员，上海交通大学医学院附属瑞金医院终身教授、主任医师、博导）

医界楷模　学界典范

——王鸿利教授

王鸿利教授是我国检验学界的老前辈、老专家。他曾长期担任中华医学会检验分会常务委员,在医学检验教育及创建医学检验标准化等工作中,为我国检验医学事业做出了卓越的贡献。

特别值得提出的是,王鸿利教授是检验与临床结合的典型与楷模,是我们年轻一代临床检验医师学习的榜样。多年来王鸿利教授担任上海第二医科大学检验系主任的同时还兼任上海血液学研究所副所长。在从事医学检验的临床工作与教学工作的同时,王鸿利教授还一直在临床第一线从事血液学专业的医疗与科研工作,是血液疾病(特别是血栓与出血性疾病)的全国名医与专家。

王鸿利教授做人积极热情、不贪名利、诚恳厚道;对工作无限敬业、踏踏实实、认真负责;技术上精益求精、孜孜不倦、注重实际、解决问题;科研上作风严谨、实事求是、言教身传、一丝不苟;生活上低标准、艰苦朴素、不贪富贵。

王鸿利教授从医执教50年,声誉高扬、硕果累累、桃李遍天下。在此庆贺之际,我代表检验学界的全体同道,祝贺王教授身体健康,为我国检验事业做出更大的贡献!

尚　红

2012 年 6 月

(中华医学会检验分会主任委员,中国医科大学附属第一医院副院长、主任医师、教授、博导)

我所认识的王鸿利教授

——他为医学检验教育事业作出了巨大奉献

王鸿利教授是我国著名的医学检验学家和医学检验教育专家,是上海第二医科大学(现名上海交通大学医学院)检验系原主任。他为我国医学检验教育的创建和发展作出了重要的贡献。我与王教授相识于 20 世纪 80 年代,我深深地感悟到他待人和蔼、平易近人,说话实实在在,做事认认真真,特别有责任感,赢得了业内同道的尊敬。

1992 年暑期,在黄山举行的"全国高等医学院校医学检验教育校际学术交流会"上,受会议学术组的安排,邀请王鸿利教授讲一次公开示范课,题目是"弥散性血管内凝血的诊断"。对当时的情景我记忆尤深,他重点突出、层次分明、阐明概念、由浅入深、联系临床、结合病例,课末留有时间与听课者互动。他讲课时仅有几张提纲或投影薄膜,所有内容全印在他的脑里,思路清楚,反应敏捷,声音洪亮,能紧紧抓住听课者的思维,他的示范课受到与会几百名代表的一致赞誉。

王鸿利教授对教材建设精益求精。在他担任卫生部全国医学检验专业教材编审委员会主任委员期间,将原有的 6 种统编/规划教材扩增到 10 本,增编了《实验指导》和《学习指导与习题集》各 9 本,还增编了各种教材的配套光盘。这样使医学检验专业教材,完成全面、系统、配套、完整的系列建设工程。在教学实践中,全国多数高等医学院校的检验专业都使用这套教材,普遍反映这套教材突出了检验、联系了临床,使教师好教、学生好学,受到广泛的欢迎和好评。

王鸿利教授是教学改革的先驱者。他从我国医学检验的实际情况出发,结合国外的先进经验,首先提出我国医学检验教育可分为两种类型:其一是培养四年制(理学士)的实用型实验技术人才;其二是培养八年制(博士)的检验医师型的临床人才。这种学制改革，10年前在原上二医大首先尝试，取得成功，现在国家教育部已将医学检验教育专业列为四年制招生系列。

王鸿利教授特别重视师资队伍的培养和提升。他先后将上二医大检验系近十名青年教师，送往美国、日本和法国等先进国家，作短期观摩和长期培养；邀请社会名师来校兼职讲课，使师资队伍和师资力量得以明显地壮大和提升；申报和被批准为国内医学检验专业的硕士、博士点。他还特别重视学生动手操作能力的训练和培养。除加强实验课和创办开放性实验课外，他还与社会广泛联系、派学生前往多个研究所和有条件的大企业实验室实习分子生物学技术、试剂盒制备技术和采供血技术，以拓宽学生的知识面和增加学生适应社会的能力。

上二医大医学检验专业的发展和壮大，与王鸿利教授的呕心沥血和努力拼搏分不开。他曾获得国家级教学成果二等奖、上海市教学成果一等奖、全国优秀教师、上海市育才奖、上海市和上海交通大学教学名师奖。在王鸿利教授从医执教50年庆典活动之际，我谨代表重庆医科大学检验医学院和全国高等医学检验教育的同道，向王鸿利教授表示热烈祝贺并致以崇高敬意。

尹一兵

2012年5月

（重庆医科大学检验医学院院长、教授、博导，临床检验诊断学国家重点学科带头人，中华医学会医学教育学会医学检验教育分会主任委员，全国高等医学教育学会医学检验教育分会理事长，全国高等医学院校医学检验专业校际协作会理事长）

真诚的朋友　学习的楷模

——庆贺王鸿利教授从医执教 50 周年

在 20 世纪 60 年代初期,国家指令中国医学科学院血液学研究所、武汉生物制品研究所和湖南医学院(湘雅医学院)等单位,先后开展利用异种血浆(清)作为血浆代用品的研究。当时李家增教授与我都参加了这项"战备科研",曾经有过交往。1980 年卫生部在武汉召开"Ⅵ型代血浆科研成果鉴定会"期间,我俩就今后科研方向进行了较深入的商讨,他向我介绍了全国血栓与止血研究的概况,其中特别提到上海第二医学院对这一专业领域根基雄厚。原有徐福燕教授,现在领军长者是王振义教授,后起之秀是王鸿利医师,他们工作很出色。1982 年在常州召开全国血栓与止血研讨会,我首次结识了"上海二王"(王振义、王鸿利)。在随后的 30 年中间,常聆听王振义教授的专题报告,皆感受益匪浅,内心由衷佩服。1998 年我与陈修教授编著研究生教材《医学科研方法导论》(人民卫生出版社),在绪论中特意提到我国两位卓越科学家,一为古代的李时珍,二为当代的王振义。对于王鸿利教授,虽然我俩是同辈人,但我深感他出类拔萃,高出一筹,值得认真学习;尤其是以下几点,给我留下了深刻的印象。

1. 助人为乐的无私精神　在常州会议期间,正值我由湖南医学院调往湖南中医学院主持中心实验室工作,一心筹建一个活血化瘀实验室,即以血栓与止血实验为手段,促进中医药现代化研究。我向王鸿利教授提出希望会后去他的实验室参观学习一事,他当即欣然同意,届时并亲临现场介绍情况,并赠送了一些实验参考资料。接着我提出派人前来学习,他也满口答应。我先后两次派人前往短期进修,他(她)俩也相继满载而归。1989 年我被调回湖南医科大学,又要建立止血生理实验室,再次得到了他的帮助与支持。甚至个人的一些私事,也得劳驾他的帮忙。例如1991年春节后,在美国CMB基金资助下,我被派往国外进修,原在北京签证时预订的机票,结果赴上海乘坐美国西北航空公司登机时,出现了较大的差价问题。当时王鸿利教授抱病带我去上海锦江饭店找该公司驻沪代表,给我挽回了损失。1992年7月底,我由美国返回,他又设宴招待,并赠送一本由他与李家增等教授主编的《血栓与止血实验指导》。我考虑除本人需要参考外,还想给实验室主管也索取一本,他当即十分爽快地又多给了一本。由于历史的缘故,我校基础医学虽有一部分老师从事血液方面的研究,但都不是中华血液学会会员(包括本人),无法参加中华血液学学术会议。他得知这一情况后,历次全国有关学术活动,他总提前告诉我,使我有所准备,争取更多机会与国内同行们进行交流与相互学习。所有这些都使我感激不已。因此,在去年研究生撰写我室发展历程时,我再三强调一定要写上国内外导师的指导与同事、朋友们的大力支持和帮助,其中就包括了王鸿利教授的大名。

2. 严谨执着的治学态度 在血栓止血和实验医学界的众多专家中,对于王鸿利教授一向严谨执着于学术事业,都是有口皆碑的。单就著作而言,由他主编的教材与专著的之多,堪称首屈一指。他还主持多种学术期刊,并在国内外重要专业杂志上发表数百篇论文。从《中国知网》2012年3月19日查知,有他署名的论文高达661篇,被引用频次已达5 069条。我曾多次应邀参加他的研究生的学位论文答辩或评审,深感他是一位设计严谨、指导有方的优异博士生导师。在与他的研究生交谈中,他们一致认为王老师不仅学识渊博,而且和蔼可亲;对他们来说,王老师既是良师,又是益友。我也与他一起合作编写过几本专业书籍,深深地被他的一丝不苟的、认真负责的治学态度而感动。例如在《血液实验学》一书,他是实际负责的主编,邀我编写"动物实验与统计学方法"在血液学科研中的应用两章,并要我室负责撰写两节关于"组织因子途径检测"的稿子。由于教学与科研较忙,我个人只承包了部分编写任务;关于检测方法的稿件,委托一位同事撰写。后来这位同事又因别的任务,又委托他的研究生代写。由于该生粗心,加之交稿日期逼近,他写好后没有通过审核就发给王教授了，王教授收稿后十分认真审阅，发现有个方法的描述存在失误，立即将收稿退回我处。经我看后，认为王教授的指正是十分准确的，速即要求该生修改。为此事，我们专门召集一次全室会议进行通报，除批评该生外，并规定凡本室人员未经我与李俊成教授两人审阅，不得擅自发送任何专业稿件。要求大家一定要谨治学，切戒浮躁。

3. 忘我工作的奉献精神　王鸿利教授长年重病缠身，先后两次经历心脏手术，又因术中输血感染过丙型肝炎。倘若这些病情发生在一般人身上，老早就会长期处于病休状态。然而他稍好一点，就忘我地工作。鉴于他是血栓与出血性疾病诊治的权威专家，享誉全国，来自多地找他看病的患者较多，所以一向医疗任务繁重。其次，由于他在专业上成就斐然，众望所归，在实验医学(检验专业)与血栓止血领域担任多个兼职领导。通过这些活动他在推动我国这些专业诊疗水平的提高发挥不可磨灭的功绩。例如由他发起并代表学会向卫生部提出建议，对所有手术患者联合进行血小板计数、APTT 与 PT 检验，结果被卫生部采纳，以部颁[2000 年第 412 号]文件发布全国执行。再次，除偏远高原地区外，全国绝大多数省市都先后邀请他去做过专题报告或疑难病例会诊。我俩是老朋友了，我时常为他的身体担忧。我曾多次直接或通过他的夫人劝他，希望他对待院外工作，要适可而止。常言道："年龄不饶人"，"万物皆属体外之物，唯有身体永远属于自己"，"心脑疾患，重在保养"。但他常说：我是人民培养成长的，人民事业需要我干，我怎能放下不干咧！总之，在王教授的心目中，总是人民事业高于一切，解救患者疾苦是他应尽的责任。

4. 锐意进取的创新精神　王鸿利教授是一名顶级的血液科医师，擅长血栓与出血性疾病的诊疗。但他几十年如一日，刻苦钻研；他不仅临床诊疗水平高超，而且专业基础扎实雄厚。在医疗上，他克服困难，针对我国急待开避的新领域，充分利用现代先进技术，特别是分子生物学技术，开展遗传性出血性与血栓性疾病研究；率先建立了从临床诊断、家系调查、表型检测、基因诊断以及结构与功能研究的完整诊断体系；同时逐步建立以分子标记物为主要指标的个体化治疗方案系列。在科研上，由他与王学锋教授领导的血栓与止血研究室在分子水平进行了大量卓有成就的研究，不仅证实我国同样存在国外已报道的部分基因缺陷，而且发现了不少新的基因多态性与突变，既填补了国内空白，又丰富了世界相关的基因库。他们的突出成就先后获得三项国家科技进步奖，十余项省部级科技进步奖。众所周知，在部级与国家级科技奖评定中，由于存在数额限制的规定，只能从上报的成果中优中拔尖，不仅淘汰率高，而且很难得到全票通过。十分有幸的是我参加了部分评审过程。由王鸿利教授领衔的《重要脏器血栓栓塞的基础与临床研究》先后在中华医学会的初评、终审以及国家科技奖医药组初评时，我都是该项主审评委。抱着对国家负责的态度，我首先认真仔细地阅读了他们的上报资料，从PubMed 与 Googlescholar 两个网站查取相关信息，科学公证地提出评审建议，供全组评委讨论。我深感他们这项成果不仅在科学上创新性强，而且对医疗实践具有重要参考价值，在总体水平上居于世界先进行列。在会上经我重点突出介绍后，结果毫无争议地获得全票通过，充分体现了该成果的先进性与公认性，此时我也为他们的成果感到由衷的喜悦。

总之，王鸿利教授既是我的真诚好友，也是我的学习榜样。今年他跨入从医执教 50 年的门槛，衷心祝愿他健康长寿，晚霞更美！

贺石林

2012 年 4 月

（中南大学湘雅医学院资深教授、著名的生理学家）

德高望重　博学多才

——庆贺王鸿利教授从医执教 50 周年

　　王鸿利教授从医执教半个世纪,就人生的岁月而言,50 年不是一个短暂时光。在这 50 年的时光中,他为我们国家的血栓与止血事业和医学检验事业的发展和壮大起了重大作用,是一位有卓越贡献的组织者、实践者、宣传者和领导者。

　　1. 我国的血栓与止血事业真正的全面、系统和有组织的展开可能要从 1982 年算起。1982 年在常州召开的《全国血栓与止血学术会议》,这是"文化大革命"后在国内首次举行的全国性会议,而就其会议内容来讲,在国内也是首次。在 20 世纪 80 年代,国际上血栓与止血在基础与临床方面已经有相当大的发展,特别是在与心脑血管血栓疾病的联系上,与血液学紧密相联。而国内不但在认识上、概念上、理论上以及检测手段上都是十分薄弱和短缺。为了让我国血栓与止血的基础和临床研究方面紧跟世界发展前沿,在上海第二医科大学王振义院士和中国医学科学院血液学研究所李家增教授等的倡议下,成功地召开了这次会议。王鸿利参与了整个会议的筹备,以及整个会议的组织安排。由于这是"文化大革命"结束后血液学以血栓与止血作为主题的会议,因此在会议组织中遇到方方面面的问题:譬如与当地医学会的关系,会议资料的收集、分发,会议的主题内容,疾病的诊断标准,临床与基础的结合,研究手段的开发等。这次会议开拓了我国在这个领域的工作,推动了基础研究和临床应用,各单位之间的相互协作,包括作为临床上疾病诊断和科学研究的一些基本手段的研制和开发,譬如血小板聚集仪,血液流变仪,血小板活化产物 β - TG、PF4、TXA 测定等。王鸿利教授自始至终一直参与会议的各方面活动,在秘书组工作时每日至深夜,不辞辛苦。1983 年在山东和 1986 年在西安召开的《全国血栓与止血学术会议》的筹备和组织中我和王鸿利教授都是主要成员,我们互相尊重,互相支持,合作十分愉快,成果也十分显著。

为了使我国的血栓与止血得以更健全发展并与国际接轨,1986年在西安会议上,王鸿利教授参加了我国的《血栓与止血》学组的筹建和组织,并成为该学组中六位成员中的一员。该学组在行政上隶属于为中华医学会血液分会领导,因此与原先由个别单位牵头组织的活动有了一个组织关系上的跨跃。该学组组织了全国血栓与止血领域的学术活动至今已有10余次,在推动国内学术交流,制订一些诊断标准等方面起了重要作用。

2. 在血友病诊断和易栓症的研究中起了重要作用。通过多个基因位点测定能对大多数血友病得以明确诊断,包括胎儿,这是一项应用性极强而具有深刻理论意义,其科学意义和价值已有相关组织预以评定。王鸿利教授与王学锋教授是完成这项工作的主要启动者和负责人。另一项工作是易栓症的临床研究。这是20世纪80年代始为国内认识和重视的一类血栓性疾病,它在中国的发病率和特点原先基本上是近似一片空白。王鸿利教授领导他们的团队对易栓症作了大量研究和观察,是国内从事这方面研究中成果卓越,研究水平名列前茅的临床研究队伍。他们的研究论文基本上均已发表在《中华血液学杂志》、《中华检验医学》杂志和国外相关的杂志上,不仅为国际提供了易栓症在中国发病的一些基本概况,而且发现一些新的基因突变点,为世界易栓症数据库补充了新的资料。

3. 知识传播者和宣讲者。王鸿利教授从医执教50年内,由他主编和副主编出版的书籍(60余本),以及以他为第一作者和通讯作者发表的论文(280余篇)都是高水平、高质量的,能代表我国在血栓与止血领域水平的学术著作。对推动和提高广大医务人员学习和认识血栓与止血领域的基础知识、临床实践和实验室检测诊断都具有重要的作用。王鸿利教授在国内为全国和地方学术会议作过的学术报告和讲课已不计其数。我和众多的同道都听过他的讲课,讲课内容新颖,反映该领域的最新进展,重点突出,条理分明,层次清楚,深入浅出。难怪听课的学员反映讲,王老师的课最爱听,易懂、生动、好记、好学。受学员喜爱的这位王老师,除了他具有演讲才能上的天赋,主要还在于他深厚的学术功底和勤奋学习,再加上临床与实验室知识紧密结合,才造就了他博学多才,如此受大家欢迎和爱戴!

4. 王鸿利教授是一位德高望重、德才兼备、知识渊博、为人师表的学者。虽然他担任过上海瑞金医院、上二医大检验系、上海血研所、中华检验学会、血栓与止血学组以及各种杂志社等的多个领导职位,在学术上也是一位享有极高声望的领军人物,但无论对待谁,他都是平易近人,从无盛气凌人,不可一世,显露有任何点滴的权势或学霸的不良作风。所以,周围的人都乐意与他联系或请教。虽然在学术中争议总会常有的,但王鸿利教授总是以平等相待、平心静气、以理服人的方式提供依据表达自己观点,使对方心悦诚服的优良学风。确是让人从心底里钦佩,值得人们敬仰和受欢迎的。

在王鸿利教授从医执教的 50 年中,无论在学术水平、工作能力和对社会贡献等方面都是我们的楷模,良师益友,值得我们学习。同时也衷心祝愿王鸿利教授健康、长寿!

包承鑫

2012 年 4 月 17 日

(中国医学科学院血液学研究所资深研究员、教授,著名的血栓与止血基础研究专家)

我和王鸿利老师

2012年,是我的老师,尊敬的王鸿利教授从医执教50周年。师从王老师27年,得到他的倾心指导,受益匪浅。仅以几个事例,反映学生眼中的王老师。

1. 初识老师。我与王老师的交往,始于30年前他的一次授课,题目是《出血性疾病》绪论。在上二医大老红楼408大教室,我们医学系一部两个大班约300多名同学一起聆听。没有PPT,也没有投影仪,更令人难忘的是王老师没有讲稿,从基础理论到临床实例,从实验诊断方法的原理到结果分析,听得同学们如痴如醉。漂亮的板书,清晰的条理,将枯燥的书本知识转化为生动的语言。下课铃声一响,讲课戛然而止。短暂的寂静后,是同学们雷鸣般的掌声……至今同学们聚会时大家还说,听王老师讲课就像是享受,让人回味无穷,记忆尤深,铭刻在心。

2. 学界楷模。王老师曾经担任瑞金医院、上海血液学研究所、瑞金临床医学院、上二医大检验系和瑞金医院检验科的领导,大量的行政工作之余,他丝毫没有放弃专业上的追求。20世纪80年代,正值中年的王老师,肩负着事业、管理和家庭多方面的负担。著名肾脏病学家董德长教授曾与王老师共同居住在一套狭小的公房里,王老师居住其中一间。董教授曾经感慨地说:"王鸿利教授天赋并不突出,但其刻苦、努力,在事业上是'拼命三郎',产出在上二医大教授中名列前茅"。尤其令人感动的是,80年代末,王老师饱受疾病困扰,在身体极度虚弱的情况下,他仍然坚持领导血栓与止血研究室,建立了系统的出血病与血栓病的实验诊断体系。从患者异常的表现入手,发现致病的基因缺陷,并进行疾病的发病机制研究。相应的研究成果获得国家科技进步奖三次,省部级科技奖十余次。50年的辛勤耕耘,确立了他在国内血栓与止血领域的领先地位。

3. 座右铭。王老师在长期的从医执教生涯中,坚持"做人、做事、做学问,尽心、尽力、尽责任"。他不仅这样说,也是这样做。作为上二医大医学检验系的创始人之一,在漫长的岁月中,带领检验系的全体教职员工,辛勤工作,使检验系从无到有,由小到大,由弱变强。他长期担任卫生部全国医学检验教材编审委员会的主任委员,策划了我国医学检验专业人才培养的蓝图。今天,检验系走过了辉煌的30年,累计毕业学生2 000余人,遍布五湖四海,成为医学发展的栋梁之材。王老师独立培养博士和硕士研究生共34名,他不仅关注学生们在事业上的发展,生活上也给予无微不至的关怀。来自农村的学生经常被邀请到他家里改善生活,用自己的"宝钢教育奖"奖励经费资助学生外出参加学术会议。王老师经济上并不宽裕,在汶川地震发生后,他毫不犹豫地将获得国家科技进步奖的全部奖励资金捐献出来用于抗震救灾。作为我国著名的血液病专家,每天接待来自各地的患者,不论地位高低、富贵贫寒,他均以医者仁心,给予精心诊治,将便利留给患者,麻烦留给自己。一个血友病患者,并发高滴度凝血因子Ⅷ抑制物和"金葡菌"败血症,家属想请他前去会诊,因担心其身体状况而难以启齿,王老师闻讯,毅然决定冒风雪赶往宁波会诊。由于是骨关节严重感染所致败血症,经会诊手术截肢是唯一的选择,但血友病患者存在高滴度抑制物和败血症,手术风险极大。他回沪后又亲自联系骨科积极准备手术条件,使手术获得圆满成功,创造出国内又一个第一。出于感激,在赠送"红包"被婉拒后,家属特意从家乡带来海产,王老师却去市场了解实际价格,以现金返还患者家属。一个患者慕名从外地来找王老师,王老师因病住院,在病榻上接待他,王老师对他说,我自己患病,无法亲自为您解决难题,但我已经为您联系了相关医生,您可以直接前去就诊。类似事例,不胜枚举。

4. 师生情深。我自1985年毕业进入瑞金医院工作后,一直得到王鸿利老师的关怀,在人生的重大时刻,时时得到老师的指点,在我身上王老师倾注了无数心血。"王医生"从相识的第一天起他就这样称呼我,直至今日,当时他已经是国内著名的血液学专家了,却是如此平等地对待低年资医生。日常工作中,从未听到他的高谈阔论,而是以他的行为默默地感染我。20世纪90年代初,我从日本进修归国,当我见到分别一年的王老师时,泪水不禁夺眶而出。回想起老师送别我们的情景,仿佛就在昨天,老师的谆谆教诲,就在耳边回荡。我离开的一年中,王老师饱受疾病折磨,靠着坚强的毅力与病魔搏斗;重见时,老师苍老的面容,满头的白发,让我非常难过。我祈祷恩师身体健康。就是这样,他极少谈及自己的病情,而是鼓励我们,不断开拓进取,将学科发展工作扎实地推进。无数次,在病榻前,王老师召集我们开会;无数次,老师拖着病弱的身躯,逐字逐句为我修改论文和书稿。在医生的精心诊治和师母的悉心照料下,老师的身体逐渐康复,带领我们在事业的征程中不断探索,不断取得新的成绩。我为能师从王鸿利老师感到无限的光荣和自豪。日常工作中,我与王老师相互尊重,互相支持,努力塑造新时代和谐师生关系的典范。如今,我成为科室的管理者,为人处世多以王老师的人生格言鞭策自己:"做人、做事、做学问,尽心、尽力、尽责任。";多以王老师的人生准则鼓励自己:"设定梦想,瞄准目标,勤奋努力,卓越奉献。"

我和检验科的同事们,衷心祝愿王鸿利教授身体健康,全家幸福。

王学锋

2012年6月

(上海交通大学医学院附属瑞金医院实验诊断中心主任、检验科主任、主任医师、教授、博导,中国医师协会输血分会副会长、全国临床输血委员会副主任委员、上海医学会输血分会副主任委员)

恩师王鸿利教授

1991年5月初,我第一次见到了王鸿利教授,而这次见面的缘由是硕士研究生面试。虽然,在一年前决定报考王鸿利教授的硕士研究生时,我已经开始从书本中和在上海第二医科大学(上二医)就读的同学中了解王老师,知道王老师待人和蔼可亲,但是,初次见面,特别是作为受面试者,我还是忐忑不安,脑子里乱哄哄的,一直想着王老师会不会招我这个以同等学历考上来的学生。王老师没有先问我专业问题,首先向我介绍了在座的邵慧珍等老师,然后让我介绍了一下自己的情况,并说"小伙子笔试考得不错"。这一下子使我放松了,使我后面的专业面试非常顺利地通过了。

1991年9月,我怀揣录取通知书,来到上二医报到。不久,中秋节到了,师兄林建著受王老师的委托,带领我们去邵慧珍老师家过中秋节。以后,我才知道,王老师和邵老师每逢节日,一定会请在校研究生去他们家聚餐,与学生一起过节日,为学生改善伙食,这一传统,目前在王学锋老师这一代,还传承着。第二年10月,王老师因病做了"冠状动脉搭桥术",继而又因输血患上丙型肝炎。病房成了王老师指导学生们的处所,师兄林建著经常带着我到病房"看望"王老师,名为看望,事实上是为我们指导学习、修改论文。我的第一篇综述,就是王老师在病房中忍着病痛,逐字逐句修改的,甚至于标点符号方面的错误,王老师也不放过。王老师的敬业精神,对学生负责的精神,非常令人感动。而当我们偶然问起他的病情时,他总是说"没事"、"无关系"。

在攻读硕士学位期间,在我的培养计划中,有一项是对我授课能力的培养,需要为本科生讲2个学时的课,我从来没有讲过课,紧张程度可想而知。王老师当然知道我的心态,他首先让我去听他和邵老师给本科生讲的课,然后指导我备课,并让我在课题组内预讲进行点评。通过这些过程,使我对授课有了很大的信心。当天我讲课时,王老师和邵老师坐在最后一排,自始至终认真地听我讲课。讲课结束后,他和邵老师又一次对我的实际讲课进行了点评,在鼓励的同时,也指出不足之处。以后包括学术会议上的发言、论文答辩等,王老师都要组织学生预演讲,使我们在实战中从容自如,不断提高我们的讲课、演讲水平。

王老师不但具有严谨的学风,而且对待病人如亲人。在就读硕士学位期间,有一件事一直让我难以忘怀。王老师当时已是全国著名的血液病专家,特别擅长血友病等出血性疾病的诊断与治疗。一个周末,我偶然发现王老师带着水果去病房看病人。后来,我问邵慧珍老师,这位患者是王老师的亲戚吗?邵老师说不是。这个患者兄弟三人均为血友病 A,来自浙江舟山,因腹腔假肿瘤而手术。我说一般都是病人给医师送礼,怎么王老师反而给病人送东西?邵老师告诉我,这对于王老师是常事,王老师总是将病人视为亲人。后来,我发觉邵老师在休息日也经常从家住华东师大一村来瑞金医院看望他们诊断、治疗的病人,要知道当时从华东师大一村到瑞金医院,路上来回要花费 3 个小时!老师们的这种关爱病人的精神,深深地教育着我,感动着我。

硕士毕业后,因家庭的原因,我回到浙江工作。虽然不在一个城市,但王老师对我的关心一直没有中断。我在浙江做的所有课题,从申报到鉴定,均凝聚了王老师的心血。在这期间,王老师课题组依托上海血液学研究所这一平台,得到了飞速的发展,我为导师而骄傲!

2001 年 9 月,经过一番努力,我再次考取王鸿利教授的博士研究生。我们这一届,王老师招了我和丁秋兰两位博士生。入学不久,王老师就与我们详细讨论了培养计划,在师兄、师姐们汇报课题时,总是让我们参加,以使我们快速融入这个团队中。第二学期,沈志祥教授的博士生武文漫加入了我们的团队。同届三位博士研究生,加上上两届的师兄、师姐,那时王老师名下有 6 位博士研究生。虽然,王老师已从十年前的重病中恢复,但当时王老师已经 65 岁,而他每天总是第一个到实验室,周末只要不出差,总是能够在办公室见到他的身影。对我们的综述、论文,依然逐字逐句修改,而且按时召开课题汇报会。当时,我们集中精力做"遗传性出血病的分子机制研究",还是做"血友病基因治疗研究"的问题。每次讨论,王老师总是请王振义院士出席,虚心听取王振义院士的意见;在课题讨论时,特别是课题研究"瓶颈"问题讨论时,王老师也尽量请王振义院士来指导;我们的重要文章,王老师修改好后,有必要时再请王振义院士最后审阅。王老师这种尊师精神,永远是我们学习的榜样!

在王鸿利教授的精心指导下,我们这几届的博士研究生都获得了丰硕的成果。我、武文漫和王文斌(师弟)的博士论文分别获得了"上海市研究生优秀论文奖",王老师也迎来了他学术生涯的"第二春",在2004年和2007年先后获得了两项国家科技进步奖二等奖!令人钦佩,为老师自豪,为老师骄傲。

博士毕业后,我回到了浙江,不久就去了美国。在美国期间,每1~2个月,我总是要给王老师打个电话,王老师总是让我不要牵挂他,每次都说他很好,让我自己保重。有一次,我连续打了几天电话,王老师家中都没有人接,后来总算联系上师母,问师母王老师可好。师母只是告诉我不要挂念,而问我在美国生活可好。我再打电话联系王学锋教授,问他王鸿利老师的情况,才知道王老师住院了,王老师为了不让我们担心,让师母和王学锋教授不要告诉他人。后来我回国后,也遇到几次王老师住院检查,他总是说没事,不让我们去看他。而当学生有事时,他却总是放心不下,尽力帮助。2007年下半年,我的师兄尹俊博士去美国留学,结果在美国遇到麻烦。王老师得知这一情况后,焦虑不安,他一定要我与尹师兄联系,并告知他情况。同年11月我回国探亲时,王老师交给我一叠钱,让我换成2 000元美金带给尹师兄。我和他说尹师兄的困难已经解决了,请他放心,真的有困难,我会联系其他几位在美国的同学帮助他的。我返回美国前夕,去与王老师告别,他又要将钱塞给我,托我带给尹师兄!这件事直到他知道尹师兄安全回国后,才真正放下心。

20多年来,无论我是在他的身边,还是我在遥远的美国,王老师对我的教导,从来没有停止过。我只是他众多学生中的一个,他对我的教导,只是他对所有其他学生教导的缩影。如今,我也已经成为他人的导师,也有了自己的研究生,我也慢慢地将王老师的这种关心学生、对学生负责的精神,授予我的学生,希望他们能够感悟、能够传承!

恩师如父,师恩难忘! 愿王鸿利教授健康、幸福、平安!

傅启华

2012 年 6 月 6 日

(上海交通大学医学院附属儿童医学中心检验科主任、研究员、博导,中华医学会上海检验学会秘书)

感恩我的老师王鸿利教授

"学春蚕吐丝，丝丝不断；做蜡烛照路，路路通明。"千百年来，多少人把教师比作春蚕、蜡烛，在她的呕心沥血、无私奉献中，又有多少祖国的花朵成为九州华夏的栋梁之材！鲜花感恩雨露，因为雨露滋润它成长；苍鹰感恩长空，因为长空让它飞翔；高山感恩大地，因为大地让它高耸；我感恩，很多很多的人……其中有我的老师——王鸿利教授。

从小学三年级起我就向往着将来长大以后当医生、教师或律师。中学考入了上海市第五十一中学（位育中学），到了高二开始文理分班，由于理科成绩还好，我就选择了理科班，高考填志愿时我义无反顾地全部选择了医科，结果考入了上海第二医科大学临床医学系医学检验专业。坦率地说，考上了我还没搞清这个专业究竟是做什么的。1985年高考的学生和家长跟今天的根本没法比，我们的高考没有父母接送，没有警车护送，不住宾馆，不禁止鸣喇叭，只知道参加高考要考个有名的大学，不辜负十多年的寒窗苦读。

我是一个性格开朗，且学习较认真的学生，善于观察老师的外形特征和模仿老师的言行。在医科大学前期枯燥的基础课程学习中，用老师教学时的方言背诵更便于记忆；进入后期临床课程的学习时，在医院工作的老师步入了我们的课堂，当时任系主任的王鸿利老师负责我们《临床血液学和血液学检验》的课程。在我的记忆中王老师是一位德高望重的老教授，令人敬畏，他站在讲台上，我们这些平日里非常活跃的学生都给镇住了，然后跟着他的讲课思路和清晰的板书，一步步地深入，边听边记，一节课很快就过去了。我记忆深刻的是王老师的讲课声音洪亮、抑扬顿挫，思路特别清晰，笔记条理非常清楚，而且还富有临床经验，一个个活生生的病例展现在我们的眼前，使我们听得明白记得住，考试前复习很容易。这就是我对王老师的第一印象：一位令人尊敬、知识渊博、经验丰富、严肃认真的长者。

1990年7月我毕业了,被分配到瑞金医院检验科,进入科室的第一天届时科主任的王鸿利教授接待了我们,我算是从王老师负责的检验系进入到王老师负责的检验科,然后被安排在细菌室工作,与王老师工作的出凝血室是一个大专业下的两个小专业,平时与王老师接触并不多。到了1992年的下半年,比我低两届的本科毕业生进入我科实习了。有一天王老师把我叫到出凝血室,让我参与带教他的一位本科生做毕业论文,主要任务是带教细菌实验部分,接到任务后,我很高兴。经过三个月的努力,我们顺利地完成了相关的实验,我本想领导交给的任务完成了,我有个交代也就结束了。没想到王老师又把我叫到出凝血室,非常认真地对我说带教任务完成了,应该把实验结果整理成论文,他请邵慧珍老师来帮我修改了论文的第一稿,邵老师把全文改了一遍,在我黑色底稿上布满了红色的字迹,然后我再整理一遍,最后由王老师再帮我从头到尾修改后定稿,他让我把稿件投往"全国《血栓研究》学术研讨会"参加交流。到了1993年5月王老师邀请我参加"全国《血栓研究》学术研讨会",由于检验科整体搬迁,我未能参加此次会议,王老师还把我获得的三等奖证书带回来给我,再鼓励我发表论文,最后我的论文在《现代医学仪器与应用》杂志1993年第3期发表。这是我第一次完整地体验了从做实验到写论文,从论文学术交流到论文正式发表这样一个过程,这是我科研工作的一个启蒙,也启发了我在以后的工作实践中不断总结,不断发展,一步一步在工作的15年内从初级职称晋升到正高级职称,这与王老师的指导密不可分。

时光飞逝,在瑞金医院检验科工作了12年后的2002年9月,我被派往瑞金医院卢湾分院放免检验科工作。两年后,我作为学科带头人申报并获得了"上海市医学重点专科",我们的专科建设正面临着新的起步。2005年1月原专科负责人许叔祥主任因车祸离世,3月份我们必须开题,在这危难时刻我又想到了德高望重的王鸿利教授,想让他在开题时帮我指点方向。当我前去请求王老师帮助时,他毫不犹豫地答应了我,并且调整了出差的时间,在途中折回，参加我们开题仪式，我内心的感激之情难以言表。在我陈述完毕后，由王鸿利教授和沈霞教授在专业方面提出意见和建议。最后，王鸿利教授又给我提出了五点忠告，他告诫在专科建设中，第一要得到领导的支持，第二要有老师的指点，第三要有自身的努力，第四要得到科室同事的支持，第五要牢记医疗安全。这五点忠告，我至今仍记忆犹新。在他的指点下，我们专科顺利地走过了 7 年，令人欣慰的是，我们在 2012 年 3 月又获得了新一轮的"上海市医学重点专科"。

在王老师从医执教 50 周年之际，我发自内心地感谢您，感恩您，我的老师，感恩您为我和我们专科所做的一切！

项明洁

2012 年 4 月

（上海第二医科大学医学检验系 90 届毕业生，上海交通大学医学院检验系校友会会长，上海交大医学院附属瑞金医院检验科副主任、上海瑞金医院卢湾分院放免检验科主任，博士、主任技师）

医教楷模　检验泰斗

——记王鸿利老师从医执教 50 载

我是上海二医大检验系 89 届的毕业生，也是王鸿利老师的学生。

回想二十多年前在二医大求学的日子，记忆中王鸿利老师是上课讲得最好的几位教授之一。记得他给我们上的第一课，就风趣地自白道："我儿时正值解放战争年代，随父母从山东"逃难"到上海。"文革"前高考填志愿，我明明填报的是上海第一医学院，我的同座恶作剧的给我在"一"字上添了一横，结果我就考到二医来了。"同学们哄堂大笑，没想到当时已担任全国知名三甲医院——瑞金医院副院长的王老师，是如此的平易近人，一下子就拉近了与同学们的距离。从那时起，我们就成了王老师的"粉丝"、学生。

20 世纪 90 年代毕业以后，偶然一次回到母校，听到一些外地来沪进修的检验同行，议论教育部正准备在全国高等医学院校检验专业设立"博士生点"，我跟在后面听他们的议论："如果公平、公正、公开地评选全国的检验专业博士点，第一批最有资格上博士生导师名单的一定会有王鸿利教授。"果然，在不久教育部颁布的通知中，王老师的大名赫然在列！当时的社会风气的确比较清正，所以，上上下下的评判可以说是公正一致的。

前几年，河南省检验学会开年会，想邀请王鸿利老师去讲课，由于刚换届，河南一批年轻的专家上去后，虽久仰王老师的大名，但苦于无缘相见。有朋友知道我是王老师的学生，就托我来邀请。王老师一接电话，毫无架子，马上查看了一下日历，发现河南开会的日期恰好与在北京举行的"中华医学会检验分会"30 周年的庆祝活动冲突，但王老师仔细查看了北京会议的行程安排，突然高兴地说：好像还可以挤出点时间。后来王老师硬是先安排好了北京会议的主持，又"穿越"时空，飞到郑州，及时赶到河南省的年会，做了精彩的学术报告。晚上的欢迎酒会上,河南的检验届新老专家朋友与王老师相聚,气氛非常融洽,相谈甚欢,席间让我充分感受到王老师在全国检验同行中的知名威望,真不愧是检验学界的泰斗!

回沪的路上,我有些不太懂事地问王老师申报中国工程院院士的事情。没想到王老师很豁达、很谦虚,并没有因为申报失利而有一丝沮丧和挽失。后来,我也听到许多坊间传闻,这些年,院士的申报在某些地方已经变成了一种"商业"运作,王老师虽著作等身,科研、教育成果斐然,但时下的风气已大不如前,光靠老先生的学术"本钱",显然是远远不够的了。这样的结果就是当下的现实!

时光荏苒,王老师已经从医执教 50 年了! 作为瑞金医院的终身教授,他还是每天一大早来到办公室,埋头于学海书斋。隔壁房间,是中国乃至世界都鼎鼎有名的攻克白血病第一人的王振义院士。我有幸到过他们俩的办公室,惊人的相似,都是简朴的装饰和满屋子的书刊。有位教育家曾说过:"所谓大学者,应该不仅仅有大楼,更重要的是要有大师。"我们学生时代非常有幸,其实,不正是有了像王振义、王鸿利老师等一代代的传承,才有了今天上海交通大学医学院的鼎盛辉煌吗?

以上随笔,挂一漏万。我谨代表上海交通大学医学院医学检验系校友会祝福王老师健康长寿! 万古常青。

徐建新

2012 年 5 月

(上海第二医科大学医学检验系 89 届毕业生、上海交通大学医学院医学检验系校友会副会长,上海奥普生物医药有限公司总经理)

追随王鸿利老师

——"做人、做事、做学问"

2012 年是恩师王鸿利老师跨入从医、执教 50 个年头。作为他的学生，我不禁浮想联翩，勾起我对往事的回忆。可以这样说王老师"学高为师、德正为范"的高尚品德和精神，指引和影响着我的一生。

"做人、做事、做学问，尽心、尽力、尽责任"是王鸿利老师一生的座右铭。50 年来，他无论是临床医疗、教书育人、科学研究，还是管理工作、培养人才，都辛勤耕耘在医疗、教学、科研和师资培养等的第一线，他的为人、他的学识、他对科学的执着、对患者的热情，默默地感染和教育着他身边的每一个人。而我也正是在王老师的人格魅力和敬业精神感召下，不断追随王老师的步伐前行，不求能够达到王老师的高度和境界，但求在付出与不懈地追求中，得到人生的满足和愉悦。

我是一位"文革"中毕业的中专卫校生，1974 年分配进入瑞金医院检验科，即遇到当时任检验科负责人之一的王鸿利老师，从此和王老师结下了不解的师生之缘。虽然我工作迄今已逾 37 年，随工作变动调换了若干科室，但王老师"做人、做事、做学问"的崇高品德一直激励和鞭策着我，通过长期刻苦努力地自学而成为一名高级职称的主任技师。在我的印象中，王老师生活中似乎没有其他兴趣，唯一兴趣就是自学生时代养成的"学习"兴趣，而且是见缝插针地利用一切能够利用的时间，几十年如一日保持着。他酷爱医学事业，正如他所说的那样，"医学是越学越有味道，越钻越有兴趣"。记得肾脏科老主任董德长教授曾告诉我，"文革"中王老师夫妇与董教授的家一板之隔，他房间的灯总是伴随着勤奋学习而每晚点亮到下半夜。而且这种习惯一直保持着，他迄今双休日和节假期的时间都是在医院办公室里度过的。"博观而约取，厚积而薄发"，这已是王老师的真实写照。从他迄今已发表的学术论文 660 余篇，主编学术专著 60 余部，参编 80 余部，其治学精神可见一斑。

"做人、做事、做学问"。要做好学问，做好工作，首先要学会做人，而从医者更要做一名好医生。这是王老师经常说的一句话，他教导学生们要成为正直善良的人，要有社会责任感，做对国家和社会有所贡献的人。话如其人，在这方面他总是身先士卒，给大家做好表率。记得有一次，王老师突发心肌梗死，在他重病住院的时候，他还念念不忘一位由他诊治的病人，并把他托付给另一位相关专家且时时关心着病人的病情，使病人和家属非常感动。而王老师事后仅淡然地说："不值得一提，我只是做了一个医生应该做的事。"类似"不值得一提"的视病人为亲人的事例在王老师 50 年医学生涯中不胜枚举。他用自己的实际行动，践行着："医生要攀两座高峰，一是'医德峰'，二是'医术峰'，其中'医德峰'是第一位的。"从医诺言，并为此用毕生的精力去追求永无止境的"医德峰"和"医术峰"。其高尚境界，真是感人肺腑，催人泪下。

事业上执着追求，工作上"拼命三郎"，这是王老师的又一真实写照。这位昔日的优秀"三好"医学生总是保持着忘我的精神状态、严谨的工作作风和良好的个人习惯，给人以一种人格感召力。在做一名好医生的前提下，做好学问、教书育人和追求卓越，这是王老师的奋斗目标。他还在长期的临床工作中，注重医疗、教学、科研紧密衔接。科研是知识的创造，教学是知识的传承，医疗是知识的运用，这是王老师对"医、教、研"的精辟阐释，也始终贯穿于他 50 年的日常生活中。他曾经对一个国际罕见的出血病患者家族，为确定诊断不惜地进行研究和追踪随访了近 40 年；此外为临床研究需要，他曾不顾个人安危并仿效"神农尝百草"，亲自尝试研制新药以确定对人体的安全性；还曾因为在输血过程中自身感染过丙型肝炎病毒，为解决血制品的安全性，他利用对自己的详实观察资料，积极促进有关部门完善输血前肝炎病毒的常规检查措施，并以此造福无数患者。丰富的临床和科研实践也充实着他的教学工作，王老师的因材施教，集基础知识、临床实践、科研特色为一体的授课方式，以及课堂上的生动语言和学生们的互动交流，已成为学生间的美谈。

为人谦虚、诚恳，也是王老师另一大美德。王老师作为国内著名医学专家和学者，有着不菲的学术成就，包括大家熟知的多项国家级科技进步奖，以及数十项部、市级科技进步奖和教学奖。但他待人接物却没有"大家"的威严，总是给人以谦虚、和蔼、平等的感觉，且不耻下学，不耻下问，平易近人，包括为学生们创造学习和业务提高的机会。记得若干年前，我从日本进修回来，他详细询问鼓励我利用自己学有所成，共同撰写文章并参编由他主编的专著。此外，王老师严于律己，宽以待人的为人，也常教育着我们要谦虚谨慎、踏实工作和力戒浮躁。他经常强调勤奋和团队精神，勤奋是做好本职工作的前提，只有积极向上、不畏艰难、不懈奋斗，才能在学术上有所造诣；同时要有协作精神，懂得与别人分享经验，学会站在对方的角度思考，注重团队内的团结协作以及与外部的合作、互相帮助、取长补短、借鉴经验和拓展知识。

这些关于王鸿利老师的点点滴滴，虽很零散，但确是他给我们印象的真实写照，他对专业知识的精益求精，他在专业领域内开拓创新锐意进取，他对学生无微不至的关怀，他的这些实实在在的行为深深地感动了他的学生和团队。我的恩师王鸿利就是这样一位朴素而令人尊敬的导师。能遇到这样的老师，是我人生之幸事。

周 同

2012 年 4 月

（上海交通大学医学院附属瑞金医院儿科实验室主任技师、硕士研究生导师）

医疗战线上的楷模

——王鸿利教授

我有三个患血友病甲的儿子。自1970年与王鸿利教授相识至今并一直保持着联系。在这漫长而艰难的岁月里,王鸿利教授给我这个90岁老人感触最深、最令我敬佩。感动的印象是:① 他对病人及其亲属,一直是谦虚谨慎、满腔热情、和蔼可亲的;不管在什么情况下,无论何种病人,他均是如此。② 他对病人怀有深厚的感情和同情心,对年轻病人的关心视如自己的亲生儿女,对中老年的病人视如自己的亲兄妹。③ 他对血友病的诊疗知识和技能,有很高的造诣,许多病人都对他非常信赖,从幼儿到成家立业一直都和他保持着联系。④ 他的人品和医德高风亮节,几十年的交往感觉,他不为名、不为利,心中只有全心全意为病人服务的责任和义务。2012年是王鸿利教授从医50年,我与他相识也有42年了,本有许多心里话要说,可是受文章字数的限制,我在这里仅举曾经轰动医学界的成功抢救我小儿子韩伟廷生命的事例,即可佐证以上所述。这个病例,在当时上海医疗界曾被称为是一大创举,上海电视台、广播电台、报刊都做了报道。

1992年8、9月间,时年28岁的小儿韩伟廷,因下腹部多年反复出血,形成了数个大小不一的"血友病假瘤",严重影响他的生活,不能平卧,压迫肠道和肾脏,影响大小便。我们当地医院向上海瑞金医院求助紧急会诊,瑞金医院很快派出三位专家来会诊,一致认为病情非常严重,没有很好的治疗方法,只能采取保守疗法。我马上将此情况向王鸿利教授作了通报,王教授让我立即赶赴上海面议。到了上海,王教授详细询问了小儿子的病情后,认为病人的病情尚未到无可救药的地步,只要有一线希望,就应该努力抢救。时下瑞金医院接收病人住院治疗的大门已经关闭,可上海大医院很多,再去找别的大医院。王教授把上海几家医院著名血液专家的名单开给我。我一一登门拜访的结果，令人大失所望。受访问的专家一致表示：病人病情非常复杂和危险，无良方救治。甚至有的专家说，这种情况就是在美国，花5万美金，也无人敢动这个手术。在这种十分困难的情况下，王鸿利教授拯救病人生命的决心十分坚定，他表示，只要想办法让病人住进瑞金医院，他和王振义教授一定会设法救治病人生命的。我经过一番努力，小儿子终于在10月份住进了瑞金医院血液科。在两位王教授的精心安排下，与外科医师商定只有手术才能彻底解除病人生命危险。因为手术的风险太大，外科专家对手术风险有所顾虑和分歧，在多科会诊手术方案时，两位王教授慷慨激昂地表态：在手术时，血液科"保驾护航"。如病人在手术台上因大出血而死亡，血液科承担全部责任，最后达成实施手术的最佳方案。在病人每月一次共六次的手术过程中，王鸿利教授真是废寝忘食，尽心尽力；每次手术他都亲临指导，每次手术后，他都马上向病人家属通报平安。当病人病情反复，高烧不退，病情危急时，他几乎天天甚至一天多次到重症监护室看望病人，与病人谈心，这极大地鼓舞了病人战胜疾病的决心和争取康复的信心。在小儿子手术前，听同房间的病友告知，动手术前要向手术医师送"红包"。为了抢救儿子的生命，便就去询问王教授如何送"红包"时，他动情地说：你家有三个血友病孩子，已经够困难了。这次伟廷的手术比较复杂，可能要多次手术，你能送得起吗！再说我们医生都是拿工资的。医院有规定，所有医护人员不准收取"红包"，你绝对不能送！在抢救儿子生命的过程中，王教授帮了那么大的忙，作出了那么大的贡献，当我们向他表示感谢时，都被他婉言谢绝了。小儿子经过10个月的住院治疗，终于痊愈出院，这实在是一大奇迹。在这里我们要永远感谢王鸿利教授的美德和功劳，同时对参加抢救儿子生命的所有专家教授们表示衷心的感谢！

韩玉琦

2012年2月

（血友病病人家属，90岁中国人民解放军退役老干部）

我眼中的王鸿利教授

  我们韩家和王鸿利教授素昧平生,我是韩家血友病三兄弟中的老二。我第一次接触王教授是在 1972 年的初春,我父亲带我找他抽血化验,后又由他介绍去看了当时骨科钱不凡主任的门诊。当时王教授还是三十多岁的样子,操着一口带着山东口音的普通话,语速慢而清晰,态度耐心而细致,使当时 16 岁的我感到有一种安全感、信仁感。此后,虽然一直没有见面,但是一直用书信和电话保持着联系,有什么疑难问题都会想到去找他咨询。

  2007 年 4 月,我去瑞金医院骨科住院行"左髋关节置换术",此前一切事宜均由王教授安排。当时他已是 70 岁左右的老人了,身体也不是很好,手术全程他都在场,这些情况是事后我才知道的。这次手术过程顺利,手术效果也非常好;住院期间,他多次并和夫人来病房探望。2008 年 8 月,按照一年前的约定,又去瑞金医院骨科住院行"双膝关节置换术"。住院期间,他在百忙中多次来病房探望,并和输血科王学锋主任千方百计给予我各种各样的帮助。在这次手术后,非常不幸的是手术部位发生了院内感染,病情反复,感染创口迟迟无法愈合,住院费耗资巨大,我的情绪非常低落,在病房中度过了 2009 年的春节。王教授非常理解和体谅我的处境,和夫人一起来病房探望并且多次给予我经济上的资助,虽然钱不是很多,但那是对我精神上的安慰和鼓励,是任何语言都无法表述的。2009 年 12 月,我又去瑞金医院骨科行"双膝关节假体取出并骨融合术",他又是多次探望并给予经济上的资助,我当时真是百感交集,这更加促使我要配合医生,积极治疗,加快康复。在这样的信念和关怀的支撑下,我终于在 2011 年 5 月开始上半班,2012 年 1 月开始上全班了。

  在我 57 年的人生中,住过当地和外地多家医院,接触过各种各样的医务工作者，并且我也是在医院工作了 35 年，深深了解医德医风这数十年的风气变迁，王鸿利教授的人品和医德，是令人钦佩的，是非常罕见的。这也是我的幸运，老天让我遇到了这么好的医生，帮助我们家和我个人度过这么多的艰难险阻。可以这么说，我们家遇到的几次大的"灾难"，都是在王教授的帮助下，才化险为夷的。我们唯有的心愿是祝福王教授健康长寿，祝福好人一生平安！

韩伟舟

2012 年 2 月

（血友病病人，浙江省舟山市人民医院职工）

我眼中的父亲

——勤奋、努力、善良、慈爱

1963年，一位朴实无华、踌躇满志的青年从上海第二医学院毕业了，分配至上海广慈医院（现名上海瑞金医院），成为一名光荣的白衣战士。他曾立下誓言："以救死扶伤为己任，集一生之精华，不断地探索医学奥秘，更好地为广大病患服务。"如今50年过去了，当时的青年已经成为一位满头白发的老者，他的身体已不如以前强壮，步伐也不如以前快捷，岁月的痕迹已深深地刻在他的脸上，但他的双眼依然炯炯有神，思维依然快速敏捷，50年如一日，孜孜不倦地探索和奋斗，只因他没有忘记当初立下的誓言，这位老者，便是我的父亲——王鸿利教授。他，既是我的良师，更是我的益友，曾有人问我对父亲印象最深的是什么？我响亮地回答是他的勤奋、努力、善良、慈爱。

1. 父亲是勤奋的。印象最深的是父亲勤奋学习英语。父亲是1963年大学毕业的，限于当时的社会条件，他在中学和大学校里学习的外国语都是俄语，没有学过英语。参加工作后，随着时代的变迁，英语逐渐成为主要的外国语言。他不甘落后决心自学英语。万事开头难，刚开始时学习的确遇到困难，父亲也暗自着急，这时他最敬重的导师之——徐福燕教授向他伸出了援助之手。徐教授不仅学识渊博、待人和善，而且乐于帮助和指导青年医生。在"文革"高潮期间，他冒着"风险"利用每天午后的休息时间主动帮助父亲补习英语，还邀他到家里继续补习。于是有段时间里，每个周六的晚上，父亲总带着我来到徐教授的家，他在里屋学英语，我在外屋边看小人书、边等着，学完后他便带我到祖母家，一头钻进亭子间里继续埋头苦读。平时每天清晨，父亲便早早起床朗读英语，有许多次我都是被他的读书声"读醒"的。父亲讲那时每天上班，他的口袋里总装着一本小本子，里面密密麻麻地记着好多单词,在上班路上、在一有空时,便拿出来看一眼,抓紧分分秒秒背单词。天道酬勤,经过不懈的勤奋努力,父亲的英语水平取得长足进步,他非常兴奋,学习的劲头更大了,还总结了很多学习的好方法,这些方法在以后我和弟弟的英语学习中都用得上,效果很不错。在此后的岁月里,父亲的工作逐渐繁重起来,压力也逐渐增大,但他始终没有放松对英语的学习。我和弟弟上学后,他不止一次地对我们讲:"要抓紧英语学习,千万不能放松!""读英语要读出声音来,别闷着不响。"父亲非常推崇王振义教授曾讲过的一句话:"什么是本事?技术加英语就是本事!"

2. 父亲是努力的。在我们家里,除简单的日常器具外,最多的东西就是各种各样的书籍和杂志,书橱放不下,就堆在书桌上、地板上,以致他日夜被埋在书堆里。在担任检验科主任和副院长期间,是他工作最繁忙的时候,白天要处理日常管理工作,晚上回到家就伏在书桌前看书、"爬格子"直至深夜,没有节假日,每天如此,乐此不疲。随着父亲工作的强度加大,烟抽得更多了,超负荷的工作、开夜车和抽烟正慢慢地侵蚀着他的健康,但他并不在意,依然忘我地学习和工作,经常能看到他深夜在走廊上边抽烟、边踱步,或为课题中的研究难点苦思良策,或为文章中重要观点的表述字字推敲。终于,一场突然袭来的重病使他不得不地暂时放下手中的工作。住院期间,每当我和弟弟去病房看他,只要门一有响动,他的眼睛就立刻盯着看,希望进来的是他的同事或学生,能谈点工作和学习上的事情。母亲看出了父亲的心思,便"责怪"他要多为自己的健康着想,不要再拼命了,可她也明白这根本是无济于事,因为他有梦想、有目标、不断追求、不断进取,已经成为父亲生命的不可分割的一部分。果然半年后,父亲的健康状况稍微好转,他又开始"蠢蠢欲动、浮想联翩"了,只是在医生的坚决劝阻下才有所收敛。

3. 父亲是善良的。作为一名救死扶伤的医生,他每天都能见到很多病人被病魔无情地折磨着,他们不仅身体上有痛苦,精神上也有痛苦。许多病人来自贫困的农村,身患重疾,背债治病。父亲看到这样的病人,心情总是十分沉重,他经常对我们说:"作为一名医生,治病救人是天职,对待病人一定要热情,一定要负责任。"父亲非常重视对我们兄弟俩的品德教育,经常给我们讲述发生在他周围的好人好事,其中讲得最多的是傅培彬教授和俞卓伟院长的事迹。讲傅教授如何细心地关爱病人,星期天也到病房巡视,亲自擦掉病人手臂上残留的橡皮膏痕迹,还帮病人洗头、洗脚、擦身;讲俞院长如何爱院如家,心系病人,实实在在地为病人服务。这两位大家、名师有一个共同特点,那就是都有一颗大爱仁心,他们关爱病人远远胜过关爱自己。在一次座谈会上,父亲曾对医学院的学生讲:"作为医生,你们有两个高峰要攀登,一个是'医术峰',另一个是'医德峰',我认为更重要的是'医德峰'。"所以,在父亲的感染和影响下,我和弟弟常常提醒自己,做人要注重道德修养,勿以善小而不为,勿以恶小而为之;善待他人,善待病人,更要有一颗包容之心,关爱之心。

4. 父亲是慈爱的。他对我们的爱如同春天里的细雨,随风潜入夜,润物细无声。我们小时候家庭条件一般,父亲和母亲两人的工资都不高,除去孝敬奶奶和外婆之外,余下的全凭母亲的精打细算和勤俭持家,日子过得紧巴巴的。小时候嘴馋,平时无点心和零食,又特别喜欢吃肉,若能吃到一块大排骨那就像过年一样开心,所以每次只要买到大排骨,父亲总是亲自下厨,帮我们做一道香喷喷的红烧大排骨,既好看又好吃。最近,有一部热门纪录片《舌尖上的中国》大受欢迎,里面介绍了中国天南地北,各种各样的美食,令人垂涎欲滴。而在家里,最让我垂涎的,就是父亲烧的那道红烧大排骨。我家还有一位"高厨",就是我的母亲。母亲炒的青菜特别好吃,小时候只要饭桌上有青菜,我就能多吃一碗饭。父亲做的排骨和母亲炒的青菜,是天下最美的菜肴。正如现在的一句广告语所说的:"爱,就用味道表达吧!"

父亲的勤奋、努力和善良、慈爱,深深地感动和影响着我和弟弟。虽然我们目前无法取得像父亲一样的成绩,但我们同样在各自的岗位上勤奋、努力,在各自的心底里充满着善良、慈爱,因为在我们的血管里流着父亲的血,在我们的身上携带着父亲的基因。作为一名检验系的学生,我有幸坐在课堂上聆听父亲的授课和教诲。开学的第一课,他就给我们作了勤奋努力读书的专题讲座，给我们这些刚进入大学，即将开始崭新大学生活的学生们上了生动的一课。虽然我学生时代的成绩不算特别优秀，但我的勤奋努力也未输给任何一个人。在我结婚前夕，父亲把我和我的女友叫到跟前，语重心长地对我们说："你们俩今后要独立生活了，我对你们只有一个要求，就是要好好学习、踏实工作，勤奋努力、求真务实，不要贪'白相'，不要虚度年华；尤其是王树军，最大的毛病就是还不够用功，不够努力。"我和女友牢记父亲的教诲，婚后不敢有所懈怠，坚持勤奋努力、坚持踏实工作，在各自的岗位上力争取得好的成绩。50年如一日，父亲以其勤奋努力、不断进取，正直善良、关爱厚德教育着、影响着我们的成长，使我们确立了正确的人生观、价值观。如今我的孩子已经上小学五年级了，我也将像父亲教导我们一样地教导他，希望他成长为一个身心健康、阳光开朗、自食其力和学识渊博的人；成为一个对国家、对人民、对社会和对事业有贡献的人，也能像他爷爷一样，成为一名救死扶伤、医德高尚的白衣战士，希望我们家族的美德能世世代代地传承下去，那将是多么美好的未来。

王树军

2012 年 5 月 31 日

（王鸿利教授的长子，上海市免疫学研究所职工）

学高为师　德正为范

——记王鸿利教授

三次国家级科技进步奖、两次上海市科技进步奖一等奖、六项卫生部和教育部科技进步奖、两项上海市医疗成果奖,优秀著作奖、全国优秀教师、上海市教学名师……这一连串的荣誉记载着血液学专家、瑞金医院终身教授王鸿利几十年如一日的勤奋和努力,记载着他对于医学勇于探索、积极发现的科学态度,也记载着他严谨治学堪为师范的美德。要采访这样一位医疗、教学、科研等各方面都非常杰出的前辈,心里不禁充满了崇敬。推开办公室的门,所见的都是各类医学书籍,满满地占据了三个大柜子,桌上、地上也都摞了厚厚的一沓。在书堆里埋头工作的正是我要采访的主角王鸿利教授,他看起来非常和蔼可亲,见我到来,他放下手中的书本,像自家长辈一样和我攀谈了起来。

越学越有味道的学生时代

高中时代王鸿利有一个非常要好的同窗好友,因为两人都对医生这个神圣的职业充满向往,于是相约报考医科,当时王鸿利在志愿书上填写了上海第一医学院,而好友则是希望报考第二医学院。为了能继续做同窗,那位调皮的好友偷偷地用笔在志愿书上添了一划,"一"就成了"二",而性格和善的王鸿利并不与他计较,之后更是以优异的成绩考入了二医,踏上了他的医学生涯。

王鸿利自小就养成了良好的学习、生活习惯,做事认真而富有条理,也正因为这样,他的学习成绩一直非常优异,大学时代就一直担任课代表、大班长和团总支副书记的职务。

1958 年考入了第二医学院后，王鸿利发现那个时期国内开展了许多运动，总有大量的时间花在了参加各种会议上，因此周日成了他雷打不动的复习时间。别人打球、玩牌，他总是复习功课，整理笔记。那时候住寝室的学生规定晚上 9 点 30 分熄灯睡觉，而他不到 11 点不会回寝室，凡是有灯光的地方，无论是走廊、游泳池、体育室，甚至连盥洗室都曾经是王鸿利复习功课的地方。每逢午休时间，别人都是一下课就去食堂买饭，他也不急着去，一个人在教室里多看看书，整理整理笔记，把老师上课所说的内容快速消化一遍，等到差不多了再去食堂。此时大伙儿都买好了饭，而他也就省去了打饭排队的时间。"医学是越学越有味道，越学越有兴趣"，正如他所说的那样，他就是把学习当作兴趣，见缝插针地利用一切能够利用的时间。天道酬勤，学生时代的王鸿利 34 门功课中有 32 门取得了满分"5 分"的好成绩。

千里之行　始于足下

王鸿利毕业以后以优异的成绩留在了"瑞金"，成了一名内科医生。此时的他深深地感到作为一名医生光靠书本上的理论知识是远远不够的，要更好地为病人诊治就必须有更多的实践经验。当时每个住院医生要管 10 个床位，除了查房、写病史这些常规工作，凡是他所负责的床位病人做超声、胸透、胃肠道钡餐等检查，王鸿利都会陪同前往。一方面能够更多地了解影像学的知识，另一方面能够更加全面地掌握病人的病情。而凡是有能够亲自动手实践的机会，王鸿利都不会放弃，从血常规到眼底病变的观察、从静脉插管到气管切开。

20 世纪 60 年代，我国血吸虫病广泛流行，成为对群众危害性最大的疾病之一，国家大力开展血吸虫病的防治工作。王鸿利被派往松江县城西公社金星大队，参加血吸虫病的治疗工作，那段经历至今仍让王鸿利记忆犹新。那时的农村生活条件异常艰苦，没有住宿的地方，临时将原本养猪的猪棚拦出一半给这些下乡服务的医生住。现在真是难以想象这种人畜相邻而居的环境，一到夜晚二三十只猪在木栏边拱来拱去，声音和异味实在让人难以忍受。而且蚊子又特别多,虽然隔着蚊帐,可有时还是会被咬得又红又肿。可一到白天,大家又在一线为病人服务了。

第二次下乡,王鸿利被派往了新桥公社的新桥卫生院,那时的环境有所改善,可是医疗任务还是很繁重,除了日常工作以外,还要做大量的血吸虫毛蚴孵化工作,检查结果为阳性的就要采取治疗措施。一般选在农闲的时候,组织大伙儿在大队公社集合,屋内铺着稻草,垫上棉被作为治疗室,屋外架着锅炉消毒。当时打锑剂是最常用的血吸虫病治疗方法,可由于注射剂量大,会产生Ⅲ°房-室传导阻滞的副作用,不及时抢救甚至会危及生命。由于当地医疗条件很差,遇到重病患者得靠农民担架抬出村子才能坐上救护车送医院救治。当时胡庆澧和王鸿利分别是下乡医疗小组的正副组长,他们商量之下采用了7天注射疗法,这样相对3天注射疗法来说减少了单日的注射量,降低了副作用发生的可能性。正是他们对病人谨慎的治疗态度,他们组在下乡治疗期间没有遇到意外发生。

下乡的医生除了医疗工作,还要干农活,锄草、插秧、分猪肥、引水,样样都得干。回想起当年的情景,王鸿利不禁笑着摇头说:"医生的专长是治病,干农活还是农民在行!"每当开春前和国庆后,正是插秧的好时节,那时每人分了一块区域插秧。农民插得又快又齐,干完了自己的再替别人插,到最后王鸿利往往被四周的人所"包围",等他直起腰一看,才发现自己插的水稻有些歪歪扭扭,就是不如农民兄弟的整齐。

"要做就做一个好医生"

"要做就做一个好医生",这句朴实无华的话语是王鸿利时常告诫他学生的,而在这几十年的从医生涯中,他自己也一直是这样身体力行的。无论当年作为一名年轻的内科住院医师,还是后来检验科的主任医师;无论是临床医学院的医学教授,还是作为瑞金医院的副院长;无论是一名血研所的研究人员,还是被评为了医院终身教授,王鸿利始终没有间断临床的工作,始终坚持在门诊一线为病人解除病痛。

当被问及有什么让病人感动，值得我们年轻一辈学习的小插曲时，王鸿利笑着摆手说："不值得一提，我只是做了一个医生应该做的……"倒是他的学生王学锋在一个偶然的场合说起这样一个小故事：那是1989年春天的一个清晨，王鸿利赶到医院准备参加一个医学院的会议，可走着走着就突然晕倒，此时正好有一个研究生骑车经过，立即将他送到急诊室抢救，经过诊断是心肌梗塞。可就在他重病住院的时候，还有一件心事一直放心不下。原来当时有一个病人，因为病情复杂辗转求医，后慕名前来找王鸿利求诊，可恰逢他生病住院，病人和家属当然十分着急，可是他们不知道，此时躺在病床上的王鸿利也在惦念着他们。他主动查找出联系方法让家人打电话找到病人，并把他托付给另一位相关疾病的专家才稍稍安心。这使病人和家属非常地感动，心想这样一位大医院的著名专家，在这种时刻还一心想着病人，有这样的好医生，病人就更多了份希望。住院期间王鸿利还是心系病人，常常躺在病床上和同事分析、探讨疑难病人的病情，仍然了解病人最新的情况。

潜心钻研　硕果累累

医疗科研工作的重要性不言而喻，往往一个新的发现和突破，就能解决一些目前难以攻克的疑难疾病，能够更加有效地造福于广大患者。王鸿利将自己的执着和严谨投入于血液学检验和研究工作中，经过几十年的积累对血液学，特别是血栓与止血的基础研究与临床诊治方面积累了丰富的经验。

王鸿利建立了临床诊断、家系调查、表型检测、基因诊断和功能研究的完整诊断体系，大大地推动了我国血栓与止血方面的医疗发展；由他提出的血栓与止血实验的优化组合，实验室检测下的出血病、血栓病个体化治疗的观点，有效地提高了相关疾病的诊断、治疗水平，相关内容已被写入全国规划教材。

尤其值得一提的是在大量循证检验医学工作积累的基础上，王鸿利代表中华医学会检验分会向卫生部提出对所有手术患者应联合进行血小板计数、凝血酶原时间、活化部分凝血活酶时间检测，以便及时发现止血缺陷患者，保障手术安全，卫生部对此给予高度重视，2000 年 412 号文件将王鸿利起草的意见发放至全国各级医疗单位执行。自此，我国避免了因疏于术前实验检查而导致围手术期异常出血事件的发生，产生了良好的社会效益。

众所周知，血友病是最常见的遗传性出血病，患者自发性或轻微损伤后的出血常伴随终身，凝血制剂替代治疗是迄今唯一有效的手段，但其价格贵且有传播输血相关传染病的风险。因此，血友病给患者本人、其家庭和社会带来极大的痛苦和负担，杜绝有病胎儿的出生是当今预防血友病的最有效措施。王鸿利带领课题组在国内率先发掘了相关凝血因子基因内外具有高诊断信息量的多态性位点并用于血友病携带者及产前诊断，目前对 500 多个血友病家系的实施结果显示其诊断率和准确率均为 100％，使瑞金医院成为国内唯一常规进行出血病、血栓病基因诊断的医疗机构，在国内外产生重要影响。他潜心钻研，硕果累累，近年来获得国家级、省部级科技进步奖和教学成果奖 20 余项，为我国的卫生事业作出重大贡献。

学高为师　德正为范

王鸿利在医疗科研上成果卓著，在教学上也成绩斐然。近年来接连获得了全国优秀教师、上海市教学名师奖、上海市育才奖、宝钢教育奖等荣誉。"学高为师，德正为范"，他在讲坛上始终这样孜孜不倦地栽培桃李、辛勤耕耘着。凡是听过王鸿利教授讲课的学生都对他留下了深刻的印象。王鸿利上课不爱用讲义，可他讲起课来条理清晰、逻辑严密，学生们都非常喜欢听他的课。用他的话来说，所需要的讲义早已深深印在了他的脑海里，连自己都记不住的东西，如何要求学生去记、去掌握呢？

作为一名临床医学院的教师，一名博士生导师，王鸿利作出模范表率。他严格要求自己，不停钻研医学，不断自我完善；他爱才惜才，对学生谆谆教导而又严格要求，不断给学生创造锻炼和培养的机会。曾有一次，他的科研成果获奖，得到颁发给他个人的几千元奖金，可当听说他的研究生投稿被采用，却因为没有资金，不能赴外地参加全国学术交流的时候，他毫不犹豫立即掏出了所有的奖金，资助了这位学生。正是这种爱才如子的关怀，使他所有的学生都感激并爱戴这位像慈父一般的好老师。这些年来他培养了34名博士、硕士研究生，如今这些学子也没有枉费导师的悉心教导和培养，他们中不少人已经成为学科发展的栋梁之材。

除了在学业上的关注，生活中王鸿利也时时关心、帮助学生。在物质供应相对匮乏的时期，王鸿利不时让太太准备丰盛的美食，把学生邀请到家里来，美美地饱餐一顿。这让那些身处异乡的学子们至今记忆犹新，每当想起备感温暖。而对于其中经济困难的学生，王鸿利更是嘘寒问暖，帮助解决实际困难并鼓励他们更好地投入到学习中去。

"做人、做事、做学问，尽心、尽力、尽责任"是王鸿利一生的座右铭，数十年来他在医、教、研的第一线默默耕耘，他的为人、他的学识、他对科学的执着、对患者的热情默默地感染着他身边每一个人。

丁燕敏

（原载《瑞金医院终身教授制度建立十周年回顾与纪念》）

妙手仁心　杏林春暖

——记上海交通大学医学院附属瑞金医院王鸿利教授

提起出血病,不由得让人心生恐怖;遗传性出血病,就更是让一代代人都毛骨悚然了。血友病是一种常见遗传性出血性疾病,它是由于血液中某些凝血因子的缺乏而导致的严重凝血功能障碍。根据缺乏的凝血因子不同可分A、B、C三类型。前两者为性连锁隐性遗传,后者为常染色体不完全隐性遗传。

我国约有8～10万血友病患者,血友病的高死亡率和高遗传性曾让无数个家庭代代都笼罩在痛苦的阴影中。血友病患者自发性或轻微损伤后的出血常伴随终身,凝血制剂替代治疗是迄今唯一有效的手段,但其价格昂贵且有传播输血相关传染病的风险。因此,血友病给患者本人、其家族和社会带来极大的痛苦和负担。杜绝有病胎儿的出生是当今预防血友病的最有效措施。上海交通大学瑞金临床医学院终身教授王鸿利带领课题组在国内率先发掘了相关凝血因子基因内外具有高诊断信息量的多态性位点并用于血友病携带者及产前诊断,目前对500多个血友病家系的实施结果显示其诊断率和准确率均为100％。使瑞金医院成为国内唯一常规进行出血病、血栓病基因诊断的医疗机构,在国内外产生重要影响。

基因检测　为生命排险

血友病这个名字,追查到文献报道,最早的是英国皇家皇室里发现的,大概在19世纪那个阶段,发现了血友病患者以及血友病的携带者,这个携带者都是女性,她们出嫁到欧洲很多国家的皇室里面,还有俄罗斯皇室中,给这些国家留下了血友病,一代代遗传的现象。当然这也只是因为皇室的记载比较全,其实在西方,在欧洲国家,或者是在我们国家,都是存在的,可以讲它存在于全世界。历史上最著名的血友病携带者就是英国的维多利亚女王。

血友病是一组先天性凝血因子缺乏，以致出血性疾病。先天性因子Ⅷ缺乏为典型的性联隐性遗传，由女性传递，男性发病，控制因子Ⅷ凝血成分合成的基因位于X染色体。患病男性与正常女性婚配，其子女中男性均正常，女性均为传递者；正常男性与传递者女性婚配，其子女中男性半数为患者，女性半数为传递者；患者男性与传递者女性婚配，所生男孩半数有血友病，所生女孩半数为血友病，半数为传递者。30%～40%无家族史，其发病可能因基因突变所致。

王教授在经过数十年的精心研究和临床验证，对15种遗传性出血病和3种遗传性血栓病，建立临床诊断、家系调查、实验检测和基因诊断的系列技术平台，分别发现102种和28种首先报道的基因突变，填补国内外空白，丰富国际人类基因突变数据库。指出中国汉人不同于西方人，不存在因子Ⅴ Leiden突变，得到国际公认。

此外，他通过对21个新的突变基因研究，构建基因cDNA真核细胞表达载体，探索突变对基因转录、蛋白合成、分泌以及功能的影响，对阐明其分子发病机制作出新贡献。如首例女性血友病A是由F8基因自发性突变所致；F10基因信号肽区突变导致合成的蛋白质不能进入内质网等，受到国际专家高度评价。

在长期的临床实践中，王教授提出实验诊断临床应用的新观点。他自行建立40余种新的诊断方法，按循证医学的原则，提出：

1. 实验优化组合应用　建议外科手术前优化组合PLT、APTT和PT三项实验，得到卫生部同意并发布文件（2000—412号），在全国执行后基本杜绝围手术期异常出血的漏诊和误诊。首次发掘并优化组合适合国人而不同于西方人的F8基因9个、F9基因6个多态性位点，使500例血友病携带者和产前诊断的诊断率和准确率达100%。有效阻止有病胎儿的出生，实现优生优育。

2. 实验监测下个体化用药　对 220 例血友病手术和逾千例血友病出血,用 FⅧ：C/FⅨ：C 监测,制定了适合国情而不同于国外的替代治疗方案,节省血浆制品 1/3～1/2,被 WFH 和卫生部纳入血友病诊治指南,向全国和发展中国家推广应用。

50 多年以来,王鸿利教授一直从事医疗、教学、科研、管理和人才培养等工作。他在血液学和血液学检验,尤其在血栓与止血基础与临床研究方面学术造诣颇深,并做出了突出成绩和重大贡献,在国内享有很高的学术声誉。

另辟蹊径　让"心路"畅通

动脉血栓是血液在心血管系统的血管内面剥落处或修补处的表面所形成的小凝块。在可变的流体依赖型(variable flow dependent patterns)中,血栓由不溶性纤维蛋白、沉积的血小板、积聚的白细胞和陷入的红细胞组成。血栓形成是一种涉及许多彼此相互作用的遗传和环境因素的多因素变化的过程。在临床上常见到血栓形成素质的患者,最主要的特点是有家族史、反复发作性、年轻、发作症状的严重性以及血栓形成部位的不寻常性。

近年来,随着基础医学、生物化学、免疫学、分子生物学以及临床医学研究的不断深入,血栓与止血这一门新兴的边缘学科得到飞速发展。有关的新理论、新知识、新技术和新方法在临床实践中被广泛应用。在科学技术飞速发展的今天,临床医师对诊断中的各种仪器、方法与试剂如何选择,对测试结果如何分析以及对各种药物与治疗方案的疗效如何判断,均是迫切需要解决的实际问题。

王鸿利教授建立了临床诊断、家系调查、表型检测、基因诊断和功能研究的完整诊断体系,大大地推动了我国血栓与止血方面的临床发展;由他提出的血栓与止血实验的优化组合,实验检测下的出血病、血栓病个体化治疗的观点,有效地提高了相关疾病的诊断、治疗水平,相关内容已被写入全国规划教材。

他在国内首先创建了 40 余种血栓与止血的检验项目,并广泛应用于临床诊断和临床研究中,其中有的成果获得国家科技进步奖。在此基础上,他又将遗传性出血病和血栓病在分子水平上进行研究,在15种疾病176个家系836名成员中发现国际和国内首次报道的基因缺陷,分别为102种和28种,并对其中的部分缺陷基因作了功能研究,这一成果已达国际先进水平和部分填补国际空白,受到国内外专家的一致赞扬和好评。

做人做事做学问,尽心尽力尽责任

在采访中,王教授谈到最多的就是"医德"。

"要做就做一个好医生",这句朴实无华的话语是王鸿利时常告诫学生的,而在这50年的从医生涯中,他自己也一直是这样身体力行的。无论当年作为一名年轻的内科住院医师,还是后来检验科的主任医师;无论是临床医学院的医学教授,还是作为瑞金医院的副院长;无论是一名血研所的研究人员,还是被评为了瑞金医院终身教授,王鸿利始终没有间断临床的工作,始终坚持在医疗一线为病人解除病患。

在血液学领域堪称权威的王鸿利教授的眼里,任何书本都不如病人的象征给医生的教育重要。"做人做事做学问,尽心尽力尽责任"是王鸿利一生的座右铭,数十年来他在医、教、研的第一线默默耕耘,他的为人、他的学识、他对科学的执着、对患者的热情默默地感染着身边的每一个人。就是到现在,如果两次无法确诊病情,王教授也一定会请其他医生会诊,"对于无法确诊的病人,绝对不能当皮球踢。"王教授希望学生们多学习、多看书,"踏踏实实地学好知识,认真地对待每一个病患"。

最后,王教授告诉我们,"医生要攀两座高峰,一是医德峰,二是医术峰,其中'医德峰'是第一位的。"

王教授是这样说的,也是这样做的,几十年如一日。

苏　丹　曹丽娟

(原载《科学中国人》2009年第3期)

后　　语

　　《生命之桥——王鸿利教授从医执教 50 周年》，比较全面地回顾了王鸿利老师 50 年的学术生涯。通过本书的编撰，我们自身的心灵也受到一次洗礼。全书字里行间折射出一个普通知识分子对党、对国家、对事业、对患者、对学生、对同事及对家庭无限的爱。"做人、做事、做学问，尽心、尽力、尽责任"，是王鸿利教授的座右铭；"设定梦想，瞄准目标，勤奋努力，追求卓越"，是王鸿利教授的人生准则；"爱牛，爱牛的温柔，爱牛的执着，更爱牛的奉献——吃的是草，献的是奶"，是王鸿利教授的人生价值观。我们为能成为王鸿利老师的学生感到自豪，我们更要以他为榜样，抓住历史机遇，为国、为民、为事业而拼搏。

编　者

2012 年 10 月